12,–

Otto Höpfner

Einhandrute und Pyramidenenergie

– Hilfsmittel für die Gesundheit –

Verlag „Die Silberschnur“ GmbH

ISBN 3-923 781-39-3

1. Auflage 1989
Druck: Strüder-Druck, Neuwied
Covergestaltung: Didier Guedron, Langenlonsheim
Printed in W.-Germany

Verlag „Die Silberschnur“ GmbH
D-5451 Melsbach/Neuwied, Gartenstr. 15

Leitwort

„Der Mensch an sich selbst, insofern er sich seiner gesunden Sinne bedient, ist der größte und genaueste physikalische Apparat, den es geben kann, und das ist eben das größte Unheil der neueren Physik, daß man die Experimente gleichsam vom Menschen abgesondert hat und bloß mit dem, was künstliche Instrumente zeigen, die Natur erkennen, ja, was sie leisten kann, dadurch beschränken und beweisen will."

Goethe in seinen Sprüchen in Prosa
(Über Naturwissenschaft III)

Danksagung

Für die fachmedizinische Beratung und die hilfreichen Kontrollexperimente bedankt sich der Autor herzlichst bei Herrn Dr. med. R.Dieter Berg, Frau Gertrud Walter und nicht zuletzt bei seiner Tochter Petra Godson, Heilpraktikerin.

Adresse des Autors:

Otto Höpfner, Dipl.-Ing.
Landgrabenweg 13
5307 Wachtberg-N.-Bachem
Tel. 0228/342787

Vorwort

für die neue erweiterte Auflage!

Als obiges Leitwort der ersten Auflage vorangestellt wurde, war nicht zu ersehen, daß ein gewaltiges Echo und zahlreiche Anfragen und Zuschriften es erforderlich machten, so schnell eine neue und erweiterte Auflage herauszugeben!

Auch hier soll das Goethesche Wort wieder voranstehen. Dieses Leitwort ist als seherisch zu bezeichnen und jetzt noch genauso gültig, wie zu dem Zeitpunkt, da es niedergeschrieben wurde!

Die erste Ausgabe wurde von Herrn Dipl.-Ing. Höpfner anläßlich einer Bioreg-Kur (bioenergetische und cytoserologische Regenerationskur) in Jugoslawien in unserem schönen Kurort Veli Losinj, Kurabteilung Dr. Berg des Hotels Punta, aufgezeichnet. Auch dort werden bei den Bioreg-Kuren sowohl die Pyramidenenergie als auch das Bioradiometer und die Meßkreise therapeutisch und diagnostisch angewandt.

Die zweite Auflage entstand im rauhen und an Negativ-Ionen armen Germanien. Trotz dieser mißlichen Umwelteinflüsse ist Herrn Dipl.-Ing. Höpfner mit dieser neuen Auflage ein großer Wurf gelungen!

Diese neue und umfassendere Darstellung der Bedeutung der Einhandrute (Bioradiometer) und Handhabung derselben, sowie die Nutzung der Pyramidenenergie mit der neu entwickelten superstarken Orgon-Pyramide, des weiteren die praktische Anwendung und der Gebrauch von Meßkreisen ist das Anliegen dieser Veröffentlichung!

In den Wochenendseminaren, die Herr Höpfner, außer den Seminaren an anderen Orten, zweimal im Jahr in den Räumen des Kurinstitutes „ Biobad Dr. Berg“, in Köln, in Zusammenarbeit mit Dr. Berg durchführt, wurde es deutlich, daß der Wissensdurst der Teilnehmer eine Erweiterung der ersten Auflage zur Stillung dieses Durstes forderte!

An dieser Stelle möchte ich Herrn Dipl.-Ing. Höpfner für diese neue Veröffentlichung danken und den darin enthaltenen Informationen die positive Wirkung und Vermittlung des Vorgetragenen wünschen, um, wie vom Verfasser beabsichtigt, die spezielle Kenntnis und das Wissen der Menschen durch die Lektüre und das eifrige Studium dieses Büchleins zu bereichern und zu vertiefen!

Köln, im Mai 1989
Dr. med. Rolfdieter Berg
Arzt für Naturheilverfahren
und holistisch bioelektronische Medizin,
Psychologe und Parapsychologe

Inhaltsverzeichnis

Anleitung zur Handhabung des Bio-Radio-Meters in der Praxis

1. Allgemeines

Diese Broschüre soll eine Anleitung zur Handhabung eines Gerätes sein, das uns bei richtiger Anwendung zu mehr Gesundheit verhilft und ebenso Krankheiten bereits im Anfangsstadium erkennen läßt. Das Gerät ist allgemein bekannt unter den Bezeichnungen: Bio-Tensor, Vitasensor, Einhandrute oder Bio-Antenne.

In den folgenden Texten wird das Gerät mit *Bio-Radio-Meter* bezeichnet. Dieser Name bedeutet *Lebens-Strahlen-Messer* – und kommt somit der Funktion des Gerätes am nächsten, da es ja für uns ein Anzeigeinstrument zur Sichtbarmachung unsichtbarer Schwingungen darstellt. Im folgenden wird das Gerät kurz mit „RM" (Radio-Meter) bezeichnet. Die vielseitigen Möglichkeiten dieses Anzeigegerätes sollen hier ohne weitschweifige theoretische Erörterungen durch praktische Hinweise und Beispiele aufgezeigt werden.

Das RM gibt es in den verschiedensten Ausführungen, wobei jedoch das Grundprinzip immer dasselbe ist. Es besteht aus einem Handgriff, dem Antennendraht und dem Sensorelement. Letzteres kann ein Kreisring, eine runde Platte, eine Spirale oder ein Kugelkreuz sein. Es empfiehlt sich, bei der Auswahl und dem Kauf sehr kritisch zu sein, da die Ausführungen und somit auch die Preise zwischen DM 50,– und DM 380,– liegen. Praktische Versuche haben gezeigt, daß es keinen nennenswerten Unterschied ausmacht, ob der Handgriff z.B. versilbert oder vergoldet ist oder ob die Kugel aus einer Legierung besteht, die auf die Eigenarten der fünf Finger abgestimmt ist. Der Preis steht dann meistens in keinem Verhältnis zum Erfolg. Es werden auch Radio-Meter (RM) verkauft, die aus einem Holzgriff und einer Holzkugel bestehen. Davon ist abzuraten, da es hiermit nicht möglich ist, Polaritäten oder geopathogene Störzonen einwandfrei zu identifizieren.

Ein RM darf nicht zu träge reagieren, denn dies erfordert Zeit und Konzentration. Bedingung ist eine starke Reaktionsempfindlichkeit des RM. Das bedeutet, daß das Gerät auch noch bei äußerst schwachen Strahlungen gut erkennbare Reaktionen zeigt. Diese Bedingung wird sehr gut erfüllt durch ein RM mit dem sogenannten Kugelkreuz.

Die verschiedenen Ausführungen der RM:

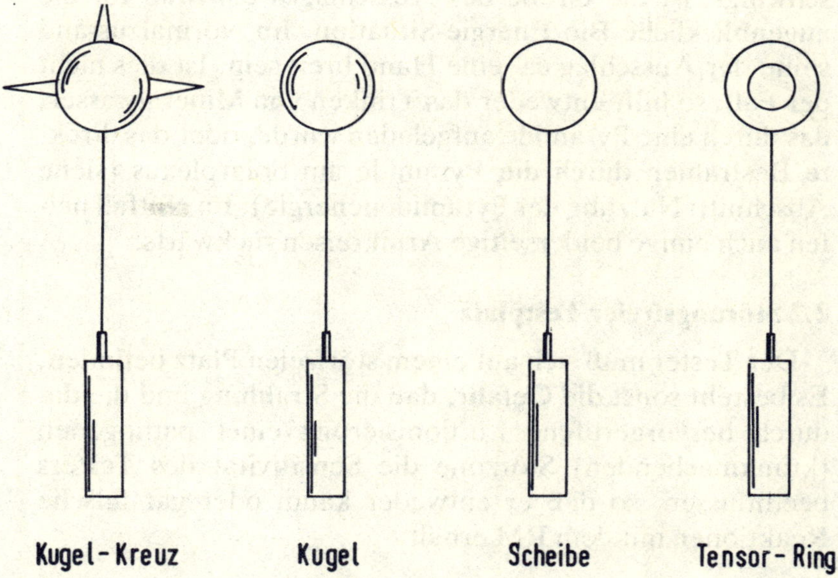

Bild 1

2. Voraussetzungen für das Arbeiten mit dem RM

Als erster und wichtigster Hinweis für das Arbeiten mit dem RM ist außer der radiästhetischen Eignung das unbedingte Einhalten bestimmter Voraussetzungen. Nicht nur für den Anfänger, sondern auch für den Fortgeschrittenen sind die nachstehend beschriebenen Regeln die Grundlage für einwandfreie Ergebnisse:

2.1 Energetische Verfassung

Der Tester muß in einer guten energetischen Verfassung sein. Um das zu erkennen, bzw. zu kontrollieren, hält man die freie Hand etwa 1-3 cm vor den Brustkorb, um innerhalb der ersten Aurahülle die Energiestrahlung aufzufangen. Da bei dem Messen von Energiestrahlen das RM auf- und abschwingt, ist die Größe des Ausschlages ein Maß für die augenblickliche Bio-Energie-Situation. Im Normalzustand sollte der Ausschlag ca. eine Hand breit sein. Ist dies nicht der Fall, so hilft entweder das Trinken von Mineralwasser, das durch eine Pyramide aufgeladen wurde, oder das direkte Bestrahlen durch die Pyramide am Solarplexus (siehe Abschnitt: Nutzung der Pyramidenenergie). Im Notfall helfen auch einige beiderseitige Armkreisen rückwärts.

2.2 Störungsfreier Testplatz

Der Tester muß sich auf einem störfreien Platz befinden. Es besteht sonst die Gefahr, daß die Strahlung und die dadurch hervorgerufene Luftionisierung einer pathogenen (krankmachenden) Störzone die Sensitivität des Testers beeinflussen, so daß er entweder kaum oder gar falsche Reaktionen mit dem RM erhält.

2.3 Haltung des RM

Das Radiometer reagiert am empfindlichsten, wenn das vorderste Drittel des Antennendrahtes in der Waagrechten gehalten wird. Die seitlichen Spitzen am Kugelkreuz zeigen ebenfalls in die waagrechte Ebene.
(Bild 2)

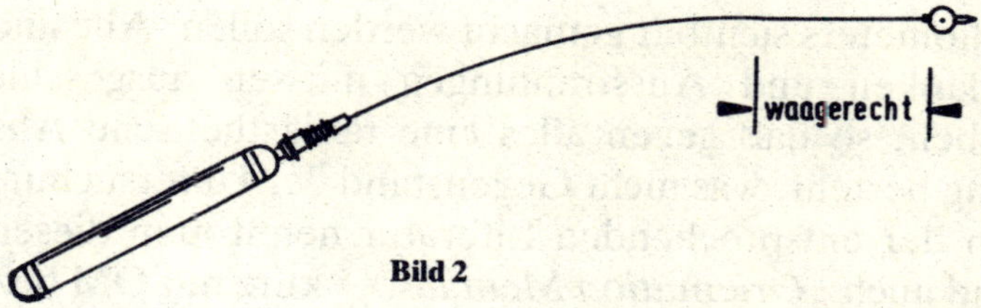

Bild 2

2.4 Augenkontakt

Während des Arbeitens mit dem RM, muß der Tester immer mit dem Kugelkreuz (oder Antennenring) Augenkontakt behalten. Sie werden feststellen, sobald Sie die Augen abwenden, hört die Reaktion des RM auf.

2.5 Bipolarität des Radiometers

Das Kugelkreuz oder der Antennenring ist polarisiert, d.h., die Seite mit der kleinen Zentrierbohrung in der Kugel oder die Seite mit den Rillen im Ring ist minuspolig. Die andere glatte Seite ist pluspolig. Es ist insbesonders bei *Polaritätsmessungen* wichtig, daß der männliche Tester (Yang) immer die minus-polige Seite sehen kann. Die Frauen (Yin) dagegen müssen immer die glatte Seite im Auge behalten – gleichgültig, ob die seitlichen Spitzen des Kugelkreuzes waagrecht oder senkrecht gehalten werden.

2.6 Messen aus der Ruhestellung

Bei Beginn einer Testung muß das RM vollkommen ruhig stehen, d.h., es darf zunächst keine Schwingungen ausführen. Anders ausgedrückt: Die Reaktion des RM muß von alleine aus der Ruhestellung beginnen.

2.7 Mentale Einstellung

Die mentale (geistige) Einstellung zu der bevorstehenden Untersuchung ist besonders wichtig! Es geht hier um den bewußt und geistig vorhandenen Wunsch, empfindsam zu werden für die Ausstrahlungen, die durch die Reaktion des

Radiometers sichtbar gemacht werden sollen. Alle anderen Gedanken und Ausstrahlungen müssen ausgeschlossen bleiben, so daß gegen alles eine radiästhetische Abschirmung besteht, was nicht Gegenstand der Untersuchung ist.

In der entsprechenden Literatur nennt man diesen Zustand auch „*Orientation Mentale*" – kurz mit OM bezeichnet. Im Volksmund heißt das auch „geistig leer machen". Dadurch wird erreicht, daß eventuelle Vermutungen oder vorgefaßte Meinungen über das Resultat vollkommen ausgeschaltet werden.

2.8 Interpretation der RM-Reaktionen

Es muß beim Tester eine Abmachung über die Interpretation (Deutung) der Reaktionen vorhanden sein. D.h., der Tester muß vorher genau wissen, wie das Radiometer auf die verschiedenen Strahlen bzw. Fragen reagieren wird. Dadurch ist unser Unterbewußtsein automatisch darauf eingestellt, daß das RM z.B. bei plus-poligen Strahlen rechtsherum (im Uhrzeigersinn) kreist (z.B. bei Essig oder Säure) und bei minus- poligen Strahlen linksherum kreist (z.B. bei basischen Substanzen). Man bezeichnet das auch mit *Rechts*- bzw. *Linksoration*.

Es gibt aber auch Fälle, bei denen die Reaktionen unbekannt sind. Sie wollen z.B. wissen, ob ein Metallstück aus Gold besteht, kennen aber die Reaktionen des RM bei Goldstrahlen nicht. Dann konzentrieren Sie sich einfach auf die Frage: „Wie ist meine RM-Reaktion auf Goldstrahlung?" Nach kurzer Zeit wird der RM vermutlich eine leichte Links-Elipse beschreiben. Diese Figur müssen Sie sich merken oder notieren, denn sie ist künftig die mentale Abmachung für Goldstrahlung.

2.9 Mentale Fragestellung

Da das RM nie weiß, was *Sie wissen* wollen bzw. welche Art von Strahlung die Antenne anzeigen soll, müssen Sie sich mental auf eine konkrete Frage konzentrieren, und zwar immer in bezug auf die in laufender Nummer 2.8 beschriebene Abmachung. Da Sie aufgrund des vorherigen Beispiels wissen, welche Reaktion das RM bei pluspoligen Flüssigkeiten anzeigt, brauchen Sie bei einer unbekannten Flüssigkeit nur die Frage zu stellen: *„Welche Polarität hat diese Flüssigkeit?“* Zeigt das Radiometer eine Rechtsrotation, so ist daraus aufgrund Ihrer Abmachung zu schließen, daß es eine pluspolige (saure) Flüssigkeit ist. Natürlich könnte man hier auch die Frage stellen: *„Ist das eine Säure?“* Da Sie aufgrund Ihrer Abmachung wissen, daß das RM bei „Ja“ auf und ab, und bei „Nein“ seitlich hin und her schwingt, erhalten Sie auch auf diese Art eine entsprechende Antwort.

Um bei der mentalen Fragestellung von vorneherein evtl. Vermutungen über das Ergebnis bzw. Beeinflussungen auszuschalten, stellt man im Geiste unter ständiger Wiederholung sogenannte Wechselfragen wie z.B.: „Ist diese Flüssigkeit plus- oder minuspolig?“ oder „Ist diese Medizin gut für mich oder nicht?“ Eine andere Methode ist auch die sogenannte *passive Fragestellung* wie z.B.: „Welche Polarität ist es?“ oder „Was für Strahlen sind hier?“

2.10 Selbstvertrauen

Der Tester muß unbedingtes Selbstvertrauen zu seiner radiästhetischen Eignung und seinem Können haben. Sobald Zweifel an der ganzen Funktion bestehen, werden die Ausschläge schwach oder stellen sich erst gar nicht ein. Eine im Unterbewußtsein vorhandene Selbstsicherheit ist somit eine Voraussetzung für den Erfolg – nach der Devise: *„Ich kann es!“* Verständlicherweise ist beim Anfänger das Selbstvertrauen noch nicht sehr ausgeprägt. Doch mit viel Übung und Erfolgserlebnissen verschwindet dieser Mangel.

2.11 Die ruhige Hand

Schließlich gehört als Voraussetzung zur Handhabung des RM auch eine ruhige Hand, da sonst keine exakte Interpretation der Antennenbewegung möglich ist. Oft dauert es etwas länger, bis das Radiometer eine Reaktion zeigt. Insbesondere der Anfänger sollte immer 30 bis 60 Sekunden warten, bis der Ausschlag einwandfrei zu erkennen ist.

3. Praktische Messungen als Mittel für die Diagnostik

3.1 Messung von Energiestrahlung

Als erstes soll die Energiestrahlung untersucht werden. Unter Strahlung – auch Schwingungen genannt – sind stetige Energieimpulse zu verstehen. Das soll zunächst an einer Stabbatterie demonstriert werden: Halten Sie das Kugelkreuz des RM 2 bis 3 cm über den Pluspol der Batterie (Bild 3)

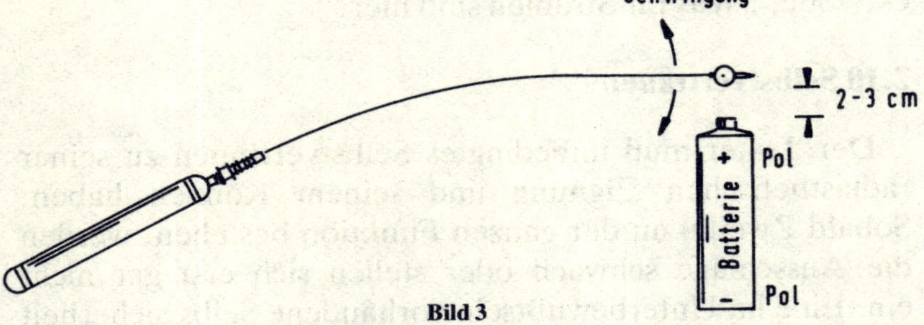

Bild 3

Wir wissen bereits, daß nach der laufenden Nummer 2.1 Energiestrahlungen das Kugelkreuz auf und ab schwingen lassen, wenn wir uns die mentale Frage stellen: „Welche

Intensität der Energiestrahlung herrscht hier?“ Je stärker diese Strahlung ist, um so größer ist der Ausschlag der Antenne. Dieser Unterschied läßt sich sehr eindrucksvoll an einer verbrauchten und einer neuen Batterie demonstrieren. Die Messung der Strahlung dauert so lange, bis keine Steigerung der RM-Bewegung mehr festzustellen ist. Diese Übung sollte der Anfänger öfters durchführen, da mit der Übung auch die Sensitivität oder Strahlenfühligkeit gefördert wird. Eine andere Art diese Batteriestrahlung zu messen ist, indem die freie Hand oder ein Finger als sogenannte Empfangsantenne über den Batteriepol gehalten wird. Die Batterie muß dabei nicht unbedingt berührt werden. Die Augen beobachten das RM, und die mentale Einstellung ist auf die Anzeige einer Strahlungsmessung entsprechend der Abmachung gerichtet.

So erhalten Sie ebenso eine einwandfreie Anzeige der Strahlungsintensität wie bei der zuvor aufgezeigten Methode. Diese zuletzt beschriebene Art und Weise wird im Grunde angewandt bei der Messung der eigenen Bio-Energie, wie es in 2.1 über die Voraussetzungen bereits beschrieben wurde. Dieselbe Art geschieht bei einer Energiemessung an einer anderen Person.

3.2 Organmessung

Beispiel: Wir möchten messen, in welcher Energiesituation sich die Nieren einer Person befinden. Entsprechend der mentalen Einstellung auf Energiestrahlung bringen wir die freie Hand als Empfangsantenne in die Nähe der Niere. Die mentale Frage lautet wieder: „Welche Strahlungsenergie hat diese Niere?“ Sofern dieses Organ normal arbeitet, erhalten Sie eine Auf- und Abwärtsbewegung bis zu einer Handbreite. Bei geringerem Ausschlag würde dies eine leichte *Unterfunktion* bedeuten. Kommt überhaupt kein Ausschlag, so besitzt diese Niere keine zellulären Energieschwingungen. In diesem Falle ist die

Ursache durch ärztliche Diagnose und Behandlung zu beseitigen.

Da jedes Körperorgan seine eigene Zellschwingung aussendet, kann mit der oben beschriebenen Methode jedes Organ einzeln getestet werden. Hierzu ist zu bemerken, daß das Nachlassen der Zellschwingung und damit der Bioenergie eines Organes der Beginn einer kommenden Krankheit ist. Eine derartige einmalige Messung genügt allerdings nicht, da es sich unter Umständen nur um ein vorübergehendes Energiedefizit handelt, das durch äußere Umstände (Nahrungsmittelgenuß, usw.) hervorgerufen wurde.

Akupunkturpunkte: Nun gibt es aber Organe, deren Zellschwingungen man nicht so direkt am Körper abnehmen kann, wie dies bei Herz, Niere, Magen usw. möglich ist. Da ist z.B. Dünndarm, Nerven, Kreislauf u.s.w. Um bei diesen Organen eine Aussage über ihre energetische Situation zu erhalten, benutzen wir die Akupunkturpunkte an den Fingern und den Zehen. Siehe nachstehende Abbildung:

Chinesische Meridiane am Fuß und an der Hand

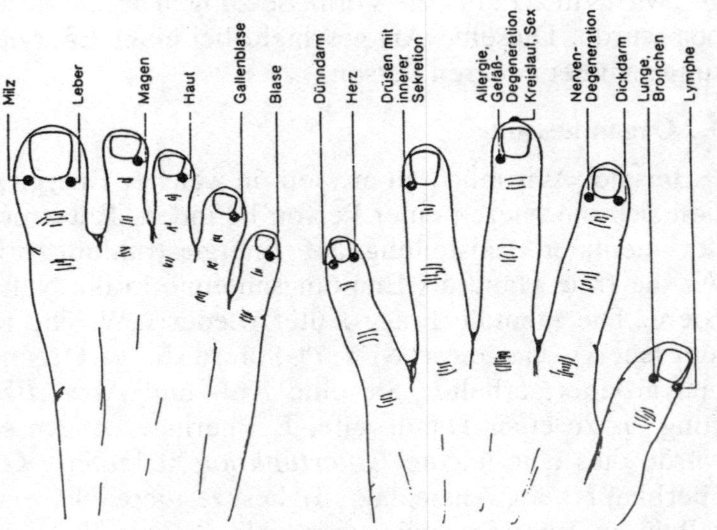

Bild 4

Der Test wird in derselben Weise vorgenommen, wie bereits bei den Organen beschrieben: Ein Finger der freien Hand nimmt an den Akupunkturpunkten die zellulären Organschwingungen ab und erhält durch den Ausschlag des RM ein Maß für die bioenergetische Situation dieser Organe (s. Bild 5). Hierzu noch eine andere Möglichkeit: Anstatt mit Hand- bzw. Finger die Organpunkte anzutasten, können Sie auch ein sogenanntes Abtastkabel wie folgt benutzen:

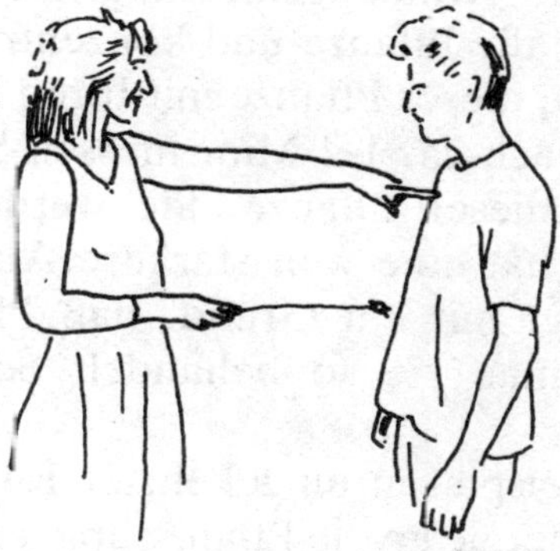

Bild 5

Ein Ende des Kabels wird in das freie Ende des Handgriffes am RM eingesteckt. Mit dem anderen Ende nimmt man an den Akupunkturpunkten der Organstellen die Energie der Zellschwingungen ab (s. Bild 6). Beide Methoden bringen dasselbe Ergebnis.

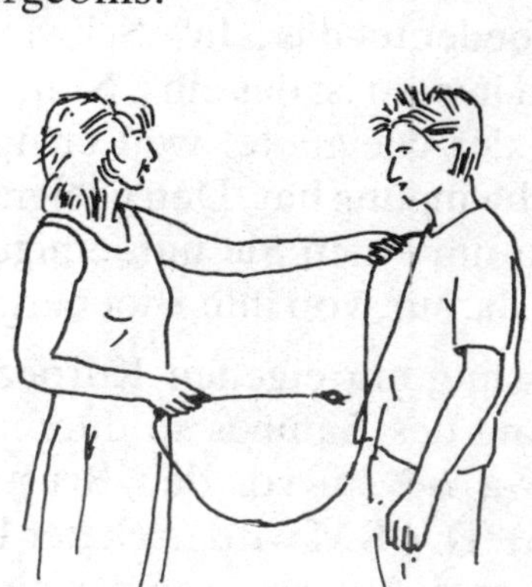

Bild 6

3.3 Energiestrahlen bei Pflanzen

Natürlich strahlen auch Pflanzen und Mineralien. Pflanzen z.B. geben Energiestrahlen ab, solange sie leben. Bei toten Pflanzen dagegen erhalten wir keine Reaktion beim Messen mit dem RM.

Beispiel: Halten Sie das RM über eine Topfpflanze und merken sich die Größe des Ausschlages (Auf- und Abschwingen) bei der Strahlungsmessung. Dann halten Sie beide Hände über die Pflanze und konzentrieren sich fest auf den Gedanken, dieser Pflanze mit Ihren Händen Energie zuzuführen. Nach ca. 1-2 Min. messen Sie wieder die Energiestrahlung dieser Pflanze. Sie werden überrascht sein: Die Pflanze hat eine weit stärkere Ausstrahlung als vorher. Darin liegt mit ein Grund, daß Pflanzen besser gedeihen, wenn man sie so behandelt oder mit ihnen spricht.

Und nun ein Beispiel in umgekehrter Reihenfolge: Soeben haben wir Energie an die Pflanze abgegeben. Jetzt holen wir uns Energie von einem Baum. Prüfen Sie aber vorher, ob der Baum zu Ihnen „paßt". Das geschieht, indem das RM waagrecht vor den Stamm gehalten wird, mit der sinngemäßen mentalen Frage: „Ist dieser Baum in Harmonie (Resonanz) mit meinem Organismus?" Schwingt das RM auf und ab, so bedeutet das „ Ja". Schwingt dagegen das RM seitlich hin und her, so ist das ein „ Nein". Dieser Baum wäre für Sie nicht der geeignete, weil er nicht die für Sie günstige Energieschwingung hat. Den geeigneten Baum mit dem „ Ja" dagegen umarmen Sie nun einige Minuten und konzentrieren sich darauf, von ihm Bioenergie zu erhalten

Die Energiemessung am eigenen Körper wird vor und nach der Umarmung des Baumes so durchgeführt, indem die freie Hand etwa 2-3 cm vor den Brustraum gehalten wird. (1.Aurahülle). Das RM wird nach der Umarmung des Baumes einen größeren Ausschlag zeigen als vorher.

Intensive Strahlungen sind auch festzustellen, z.B. bei Amethyst, Quarz und anderen Mineralien.

4. Verträglichkeitstest bei Nahrungsmitteln und Medizin

4.1 Test an der eigenen Person

Für die Verträglichkeit von Nahrungsmitteln oder Medizin gilt – wie in anderen Dingen auch –: was für den einen gut paßt, paßt nicht immer auch für den anderen. Die Frage ist also: Wie soll man erkennen, was man zu sich nehmen darf, ohne sich selbst zu schaden? Sofern alle Voraussetzungen der laufenden Nummern 2.1 bis 2.11 eingehalten werden, erhalten wir eine einwandfreie Antwort durch das Radiometer.

Nachstehend werden die verschiedenen Methoden beschrieben: Halten Sie das RM waagrecht über den zu testenden Gegenstand (Nahrungsmittel oder Medizin im folgenden kurz „Substanz“ genannt). Stellen Sie sinngemäß die mentale Frage: „Ist das für meinen Körper verträglich?“ Das RM wird nach einigem Zögern auf und ab schwingen, wenn die Antwort „ja“ ist (Übereinstimmung mit Kopfnikken). Auch die Größe der Auf- und Abbewegung sagt uns, ob der Körper auf diese Substanz *mehr* oder *weniger* angewiesen ist. Schwingt dagegen das RM seitlich hin und her, so bedeutet dies ein „Nein“ (Übereinstimmung mit Kopfschütteln). Auch hier können aus der Größe des seitlichen Ausschlages entsprechende Schlüsse gezogen werden. Eine andere Möglichkeit ist die, daß das RM Reaktionen weder für „Ja“ noch für „ Nein“ anzeigt, sondern kleine Kreise beschreibt. Das bedeutet, daß diese Substanz weder hilft noch schadet. Bei einer anderen Testmethode wird die freie Hand nahe über die zu testende Substanz gehalten, ohne sie zu berühren. Die mentale Fragestellung und die Interpretationen der RM-Bewegungen sind dieselben, wie vorher beschrieben. Eine dritte Art und Weise zum Verträglichkeitstest ist folgende: Sie halten die Substanz mit der freien Hand etwa 15-20 cm vor den Körper. Dazwischen halten sie das Kugelkreuz. Bei dieser Prüfung empfiehlt es sich, das Kugelkreuz (oder den Ring) so zu halten, daß die seitlichen Spitzen *nach oben und unten zeigen* (der Ring steht senkrecht), d.h., daß die Kugel bzw. der Ring um 90 Grad gedreht ist. Bei einer „Ja" Aussage wird jetzt das Kugelkreuz zwischen Substanz und Körper hin und her schwingen. Das bedeutet eine gute Beziehung bzw. Verträglichkeit. Bei einer „Nein-Aussage" wird die Antenne zwischen Substanz und Körper senkrecht auf und ab schwingen. Das kann sinngemäß als eine „ Trennung" gedeutet werden.

4.2 Verträglichkeitstest bei anderen Personen

Der Test bei anderen Personen wird genauso durchgeführt, wie oben beschrieben, nur mit dem Unterschied, daß das RM auf die zu testende Person gerichtet ist und zu dieser Person auch eine mentale Beziehung aufgenommen wird (Siehe Abbildung 7). Dasselbe kann auch in umgekehrter Reihenfolge geschehen (Siehe Bild 8)

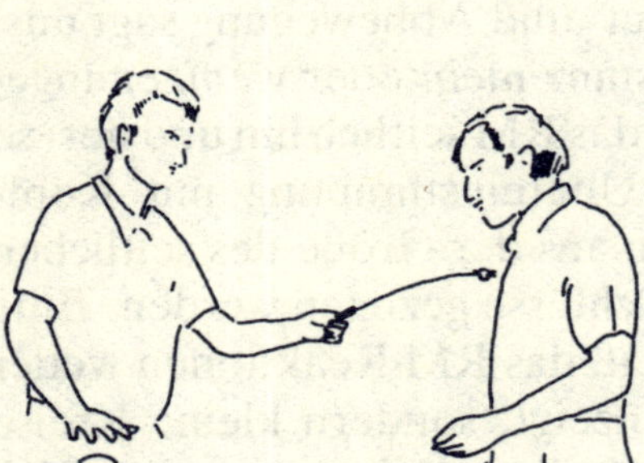

Bild 7

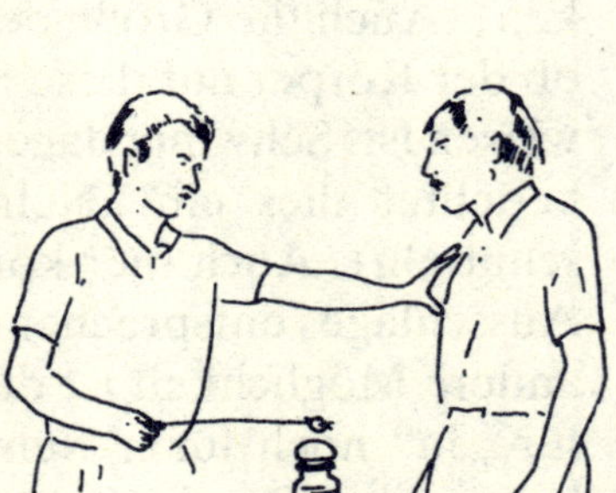

Bild 8

Beispiel: Die freie Hand wird über die Substanz gehalten, das RM auf die Person gerichtet, und der Blick geht über das Kugelkreuz zur Person (Bild 7). Die mentale Frage ist dieselbe, wie vorher beschrieben. Bei der anderen Methode wird die zu testende Substanz mit der freien Hand ca. 15-20 cm vor den Körper der zu testenden Person gehalten. Das RM hält der Tester dazwischen und beobachtet die Bewegung des RM. Nochmals sei an dieser Stelle darauf hingewiesen, daß das RM nicht immer sofort endgültige Bewegung zeigt. Sie müssen deshalb bei jedem Test 10-20 Sekunden warten.

4.3 Besonderheiten beim Verträglichkeitstest

Beim Verträglichkeitstest von Medizin gilt folgende wichtige Besonderheit: Ein Mittel wurde z.B. für irgendwelche Krankheitssymptome am Herz verordnet. Beim Test dieses Mittels, der sich allgemein auf den Körper bezieht, gibt das RM vielleicht nur eine ganz schwache *„Ja-Nein Reaktion"* ab. Zur eindeutigen Kontrolle dieses Mittels geht man in diesem Fall wie folgt vor:

Die freie Hand halten Sie vor die Herzgegend der zu testenden Person. Damit ist diese Hand Ihre Antenne, die die zellulären Herzschwingungen aufnimmt. Das RM halten Sie über das Medikament und warten auf seine Reaktion (s.Bild 8). Sehr wahrscheinlich erhalten Sie eine starke „ Ja-Aussage".

In derselben Art und Weise nehmen Sie nun mit der freien Hand jeweils die Strahlen an der Leber-, Nieren- und Magengegend auf. Die mentale Frage lautet wieder: „Ist dieses Medikament für das Organ verträglich?" Sollten bei diesen Tests „Nein-Aussagen" kommen, so ist daraus zu schließen: Diese Medizin ist zwar *gut* für das *Herz, aber Magen, Leber oder Nieren werden dabei geschädigt*. Solche Medizin sollte man *ablehnen*.

4.4 EAP-Testampullen

Für die Suche bzw. Entscheidung, welches Heilmittel für den Patienten vorteilhaft und verträglich ist, gibt es für den Arzt oder Heilpraktiker auch folgende Möglichkeit: Es werden die von den Pharmafirmen zusammengestellten EAP Testsätze (EAP=Elektro-Akupunktur) benutzt. Bei diesem Verfahren werden mit dem Finger der freien Hand oder mit dem Abtastkabel die für die vorliegende Krankheit empfohlenen Ampullen nacheinander abgetastet. Sobald das RM, welches auf den Patienten gerichtet ist, in eine deutliche Auf- und Abbewegung übergeht, wird damit die Verträglichkeit des Mittels signalisiert. Es ist empfehlenswert, anschließend die gefundene Ampulle herauszunehmen und vor dem Körper des Patienten nochmals zu testen.

4.5 Begründung zu den Reaktionen des Radiometers bei Lebensmittel- oder Medizintests

Zum besseren Verständnis, warum das RM bestimmte Nahrungsmittel oder Medizin bei Personen als verträglich signalisiert und bei anderen ablehnt, soll dies hier noch kurz erläutert werden: Durch falsche Ernährung oder sonstige Einflüsse (Streß, Ärger, pathogene Störzonen usw.) werden die chemischen Konstanten des Zellplasmas verändert. Dieser Zustand als Dielektrikum ist für die Bioenergie und die Schwingungen des Zellfadens (DNS) von großem Einfluß. Oder ganz allgemein ausgedrückt: Die elektrischen Eigenschaften der Zellen (Kapazität, Selbstinduktanz und Leitfähigkeit) werden dadurch verändert. Das Zellplasma hat bei normalem Zustand ein ph-Wert von 7,2. Durch falsche Ernährung oder sonstigen Einfluß kann nun z.B. der ph- Wert von 7,2 auf 6,5 verschoben werden. Da ph-6,5 im Säurebereich (ph- 1-7 Säurebereich) liegt, lehnt das RM ein Nahrungsmittel, welches auch dem Säurebereich zuzuordnen ist, ab. Der Grund ist sehr einleuchtend: Säure ist pluspolig!

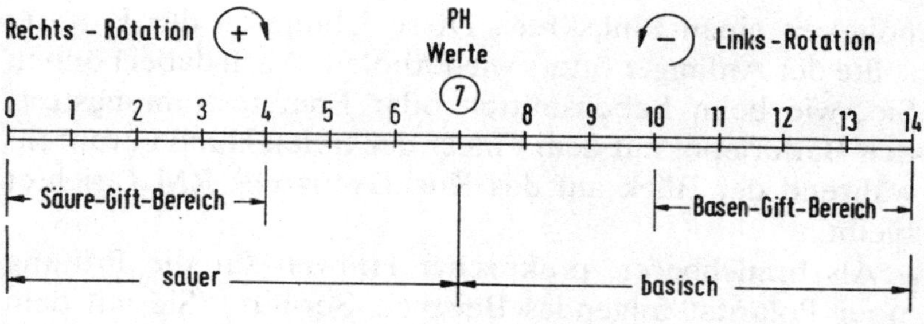

Da in dem obigen Beispiel die Plasmaflüssigkeit der Zelle leicht pluspolig und das Nahrungsmittel ebenfalls gleiche Polarität hat, stoßen sich beide gegenseitig ab. Es sollten also in diesem Falle überwiegend Lebensmittel zugeführt werden, die im basischen Bereich (minuspolig) sind. Solche Nahrungsmittel würde in dem oben erwähnten Beispiel das RM als verträglich signalisieren (mit einem „Ja"). Befindet sich die Zelle dagegen im basischen Bereich, so liegen die Verhältnisse umgekehrt.

5. Messung von Polaritäten

Wir unterscheiden:

Pluspolige Strahlen = Yang (männl. Prinzip)
Minuspolige Strahlen = Yin (weibl. Prinzip)

5.1 Die Polarität läßt sich mit dem RM am besten wieder an einer Stabbatterie demonstrieren:

Halten Sie das RM über den Pluspol einer Stabbatterie und stellen sich mental auf die Frage ein: „Welche Polarität hat dieser Batteriepol?" Gleichzeitig erwarten Sie, daß das RM am Pluspol rechts (im Uhrzeigersinn) und am Minuspunkt linksherum (entgegen dem Uhrzeigersinn) rotieren würde, oder anders ausgedrückt: Das Kugelkreuz beschreibt bei Pluspoligkeit einen Rechtskreis und bei Minuspoligkeit einen Linkskreis. Diese Übung an der Batterie sollte der Anfänger öfters wiederholen. Auch dabei können Sie, wie beim Lebensmittel- oder Energiestrahlungstest, den Batteriepol mit dem Finger der freien Hand berühren, während der Blick auf das Kugelkreuz des RM gerichtet bleibt.

Als brauchbarer, praktischer Hinweis für die Prüfung einer Polarität folgendes Beispiel: Berühren Sie mit dem Finger der freien Hand einen der zwei Metall-Erdkontakte an der Schuko-Steckdose. Sofern diese Steckdose richtig geerdet ist, vollführt das Kreuz eine kräftige Linksrotation (minuspolig). Diese Prüfung ist wichtig für die Erdung von Ionenausgleichern (Ionenkiller) und Absorbermatten (oder -Platten).

5.2 Polarität der Finger

Auch der Mensch hat, genau wie eine Batterie Plus- und Minuspolung. Man sagt auch, er ist bipolar.

Beispiel: Spreizen Sie die Finger der freien Hand so weit als möglich. Halten Sie das Kugelkreuz etwa 3-4 cm vor den Daumen und fragen: „Welche Polarität hat dieser Finger?“

Nach einer Weile fängt das RM an, Kreise zu beschreiben. Das wiederholen Sie vor jedem Finger. Sie werden feststellen, daß jeder Finger abwechselnd eine andere Polarität hat. Die Größe der Kreise sind wiederum ein Maß für die vorhandene Energiestrahlung. Auch das ist eine gute Übung, um die eigene Sensitivität zu trainieren.

5.3 Polaritätsmessung als Erkennung von Krankheitssymptomen

Und nun zu Polaritätstesten die für unsere Gesundheit besonders wichtig sind:

Wie schon gesagt, ist unser Körper bipolar eingestellt. Dabei ist äußerst wichtig, daß die Minus- und Pluspole im Gleichgewicht sind. Bei einem solchen Test müssen somit die Plus- und Minusstrahlungen gleich große Kreise ergeben. Das können wir an verschiedenen Generalpunkten messen. Zwei solcher Möglichkeiten sollen nachstehend aufgezeichnet werden:

a) Minuspol am Nabel –
   Zugehöriger Pluspol am Kehlkopf
b) Minuspol an der Kinngrube –
   Zugehöriger Pluspol zwischen den Augenbrauen

An diesen Punkten können Sie sowohl die Polarität als auch bei entsprechender mentaler Einstellung die Energiestrahlung feststellen. Ist z.B. der Pluspol schwächer als der Minuspol, so spricht man von einem *Polaritätsausfall.* Umgekehrt trifft das auch für den Minuspol zu. Solche Ausfälle sind sehr häufig anzutreffen (z.B. bei Kopfschmerzen). Ein Polaritätsausfall kann reguliert werden, durch Pyramiden-Energie (siehe Abschnitt „Nutzung der Pyramiden-Energie“) oder durch EAP-Geräte.

5.4 Polaritätsmessung an Organpunkten

Sehr aufschlußreich ist die Polaritätsmessung wenn z.B. festgestellt wurde, daß ein Organ oder eine Hautstelle keine energetische Strahlung (Auf- und Abschwingen) abgibt. In diesem Fall müssen Sie sich mental auf Polaritätsmessung einstellen. Zeigt beim Abtasten mit dem Finger oder besser mit einem Punktgriffel am Abtastkabel an einer Organstelle das RM eine Rechtsrotation, so bedeutet das an diesem Punkt eine PLUSPOLIGKEIT, was mit Sicherheit auf Entzündung bzw. Krankheitssymptome schließen läßt. Je nach Größe der Kreise am Kugelkreuz kann auf den augenblicklichen Stand der Entzündung oder Krankheit geschlossen werden.

Oft ist es auch so, daß das Kugelkreuz des RM ganz schwach abwechselnd rechts und links dreht. Dies deutet dann einen Übergang von gesund auf krank oder umgekehrt an.

Achtung:

Der geläufige Ausdruck *positiv* und *negativ* anstelle von *plus und minus* sollte man bei all diesen Tests vermeiden, da im üblichen Sprachgebrauch der Ausdruck „Positiv“ als etwas GUTES oder VORTEILHAFTES und das Wort „Negativ“ als etwas ABWERTENDES verstanden wird.

Merke:

Rechtsrotation des RM bedeutet bei Organtests *Pluspoligkeit,* die auf Krankheitssymptome schließen läßt! In solchen Fällen ist auch keinerlei energetische Zellschwingung feststellbar.

Linksrotation des RM bedeutet bei Organtests *Minuspoligkeit,* was auf gesunde Gewebestellen oder Organe schließen läßt.

5.5 ph-Zustand des Zellplasmas als Ganzheitsbeurteilung

Eine andere Schlußfolgerung gegenüber den Aussagen des Abschnittes 5.4 ist dagegen zu ziehen, wenn Sie mental die Aura einer Person anpeilen mit der Frage: „Befindet sich diese Person im Säure- oder basischen Bereich?“ Dieser Test bezieht sich auf den ph-Zustand des Zellplasmas. Das hat also mit Krankheitssymptomen zunächst *nichts* zu tun.

Beim Abschnitt 4 *„Verträglichkeitstest bei Nahrungsmitteln und Medizin“* wurde bereits eine Erklärung hierzu gegeben. Nach der oben gestellten Frage wird das RM jedenfalls rechte oder linke Kreise ausführen.

Zur Wiederholung: Rechtskreise bedeuten hier: pluspolig im Säurebereich zwischen ph 1-7. Linkskreise bedeuten: minuspolig im basichen Bereich zwischen ph 7-14.

Pendelt das Kugelkreuz des RM leicht zwischen Rechts- und Linkskreisen, oder steht es still, dann befindet sich das Zellplasma bei ph 7. Zur Kontrolle des abgefragten Resultates testet man eine basische und eine saure Substanz gegenüber der Person auf Verträglichkeit. Ergab z.B. vorher die mentale Abfrage einen Rechtskreis (pluspolig = Säurebereich), dann muß beim Verträglichkeitstest mit einer Säuresubstanz eine Ablehnung angezeigt werden. Dagegen wird bei der basischen Substanz eine Verträglichkeit festzustellen sein. Folgerung: Gleiche Polaritäten stoßen sich ab, ungleiche Polaritäten ziehen sich an. Die Schlußfolgerung aus dem oben angegebenen Beispiel ist die gezielte Auswahl der Lebensmittel bzw. der Medizin, um den ph-Wert wieder auf das Normalmaß von ph 7 zu bringen. Hier noch ein Vorschlag, wie Sie sich die Kontrollsubstanzen selbst beschaffen können: Als saure Substanz geben Sie etwas Essig (pluspolig) in eine kleine Flasche oder verschließbares Glasröhrchen. Als basische Substanz nehmen Sie eine alkalische Lösung (minuspolig). Diese Substanzen nennt man auch „TEMOIN“ oder Referenzsubstanz.

Bild 9

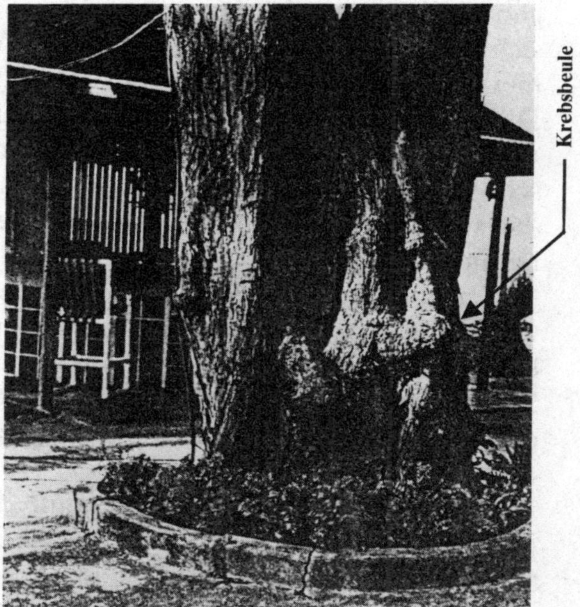

6. Krebstest

Sicher haben Sie schon einmal bemerkt, daß verschiedene Bäume am Stamm dicke Beulen aufweisen. Solche Bäume stehen immer auf pathogenen Störzonen –

meist sogar auf Kreuzungen und werden dadurch krebskrank. Die Beulen sind Krebsauswüchse und haben dieselbe Strahlungsfrequenz, wie die menschliche Krebszelle: nämlich 22,5. Das kann mit dem Sanotron-Gerät der Firma Rayonex nachgemessen werden. Unter diesen Umständen ist die logische Folgerung, aus diesen Krebsbeulen eine Kontrollsubstanz wie folgt herzustellen:

Die Rinde an den Beulen entfernen und mit einem Schnitzwerkzeug Späne abspalten. Diese kommen in eine kleine Flasche oder Glasröhrchen mit Verschluß. So erhalten Sie eine ideale Kontrollsubstanz, oder auch an dem obigen Bild können Sie nun die Reaktion des RM gegenüber den krebsigen Baumzellen feststellen. Das RM signalisiert die Krebsstrahlung wie folgt:

Einige Rechtsrotationen, dann Übergang in seitliche Hin- und Herbewegungen, danach wieder Rechtsrotationen und seitliches Hin- und Herschwingen. Diese Bewegungen wiederholen sich immer wieder, sofern die Krankheit sich noch im Anfangsstadium befindet. Wie immer ist auch hier die Größe der Rotation und der Ausschläge sowie ihre Dauer ein Maß für den Krankheitsfortschritt.

Geht dagegen das RM nach dem seitlichen Hin- und Herschwingen in einen Stillstand über, so ist daraus zu folgern, daß sich die Krankheit bereits in einem sehr akuten Stadium befindet.

Der Krebstest an Personen, Fotos oder Handschriften wird dann genauso vorgenommen wie in Abschnitt 4 „Verträglichkeitstest“ beschrieben. Zeigt das RM eine Beziehung zwischen dem zu testenden Objekt an, dann bedeutet das, daß die zellulären Krebsschwingungen mit der Kontrollsubstanz in Resonanz liegen. Je nach Stärke der Ausschläge des RM kann das Stadium des Krebssymptoms in etwa erkannt werden. Die mentale Einstellung bei diesem Test lautet: „Besteht hier eine Resonanz?“ (Übereinstimmung der Schwingungsfrequenz)

7. Radioaktive Strahlungen

Diese Kontrollmessung sollte unbedingt des öfteren an der Person und bei Lebensmitteln durchgeführt werden. Als Kontrollmittel (Temoin) benötigt man auch hier etwas, das radioaktive Strahlen aussendet. Ein einfaches Mittel ist für diesen Fall eine Fotografie oder Kopie eines durch radioaktive Bestrahlung erkrankten Menschen. Solche Bilder findet man ab und zu in Zeitungen oder Illustrierten. Oder Sie benutzen einfach das hier abgedruckte Bild eines Strahlen verseuchten Arbeiters aus Tschernobyl (Bild 10).

Zur Überzeugung, daß dieses Bild radioaktive Strahlen aussendet, halten Sie das Radiometer ca. 5 cm über das Bild und fragen: „welche Strahlung hat dieses Bild?“ Das RM wird dann RECHTSKREISE ausführen und danach übergehen in AUF- UND ABBEWEGUNGEN, bis das RM

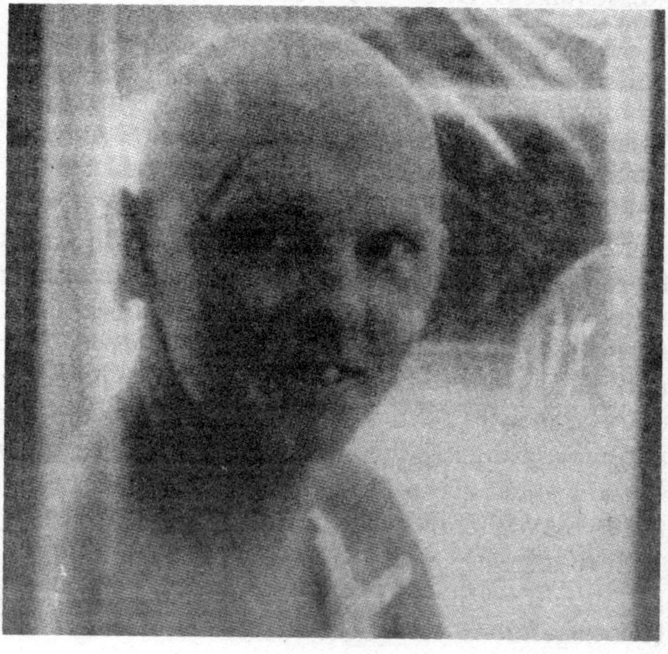

Bild 10

nach einer Weile stehen bleibt. Das Stehenbleiben bedeutet, daß dieser Mann eine tödliche Strahlungsdosis hat. Bei Lebensmitteln oder Personen, die nur leichte radioaktive Bestrahlung haben, würde das RM nach einigen Auf- und Abbewegungen wieder von vorne beginnen mit Rechtsrotationen.

Als Kontrolltest bei Personen oder Nahrungsmitteln halten Sie die freie Hand als „Antenne" über das obige Bild und richten das RM auf das Nahrungsmittel oder die zu testende Person. Das Meßergebnis wird noch deutlicher, wenn in dem RM-Griff ein Kabel eingesteckt wird, an dessen Ende eine metallisierte Flächenelektrode (ca. 5 x 5 cm) angebracht ist. Diese Flächenelektrode dient dann anstelle der Hand als „Empfangsantenne". Auf die mentale Fragestellung: „Ist zwischen beiden eine Resonanz?" – wird das RM mit „Ja" oder „Nein" antworten. Je nach Größe des Ausschlages z.B. bei „Ja" liegt eine mehr oder weniger starke Bestrahlung vor.

8. Auswertung von Handschriften, Fotos oder Fotokopien

Aus Handschriften, Fotos oder aus den davon angefertigten Fotokopien ist es möglich, alle Ausstrahlungen der betreffenden Personen mit dem RM abzufragen. Das klingt sehr mysteriös und unerklärlich. Zwar gibt es Vermutungen und Thesen über diesen Vorgang, worauf hier aber nicht eingegangen werden soll. Wir müssen uns jedenfalls damit abfinden, daß es funktioniert. Außerdem wurde, wie in wissenschaftlichen Publikationen nachzulesen ist, diese Methode parapsychologisch unter Beweis gestellt.

Bereits bei dem Abschnitt 6 „Krebstest" und Abschnitt 7 „Radioaktive Strahlungen" haben wir festgestellt, daß das RM gegenüber der abgebildeten Kopie des Krebsbaumes und der radioaktiv bestrahlten Person entsprechend reagiert. Nachstehend soll eine Methode beschrieben werden, wie Sie die Strahlen einer Person auf ein Papier übertragen können:

Wir benutzen ein Blatt Papier, auf dem wie in dem nachstehenden Bild 11 der Umriß einer Person aufgezeichnet ist.

Damit das Blatt von evtl. Fingerabdrücken frei ist, fahren Sie mit der Handfläche von unten nach oben über das Papier. Die Kontrolle mit dem Radiometer wird dann bei der Frage: „Ist das Papier mit dem Bild strahlungsfrei?“ mit „Ja“ beantwortet.

Je nach dem, was Ihnen zur Verfügung steht, legen Sie nun auf das Blatt für einige Sekunden entweder:

– die Hand der zu testenden Person oder
– eine Handschrift der Person (Brief, Karte oder Unterschrift)
  oder
– ein Foto der Person

In jedem dieser Fälle haben Sie dieselben Abfragemöglichkeiten, als wenn die Person persönlich vor Ihnen sitzen würde. Mit dem o.a. Verfahren haben Sie nämlich alle Ausstrahlungen der Person auf das Papier übertragen.

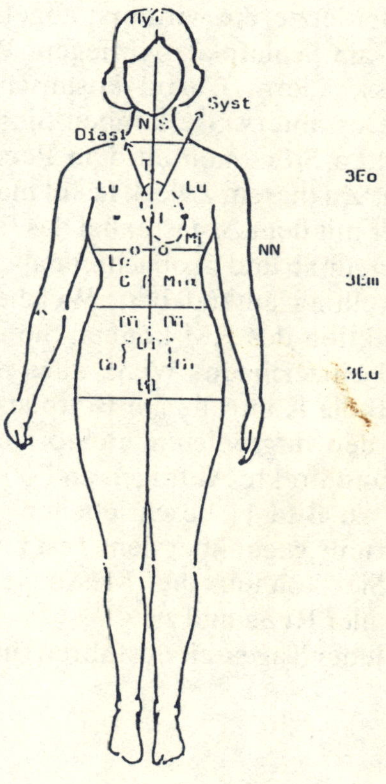

Bild 11

Nun halten Sie das RM über die Figur auf dem Blatt Papier und konzentrieren sich mental auf Ihre Fragestellung wie z.B.:

– Ist diese Person krank? Wenn ja, dann können Sie die einzelnen

Organe nacheinander abfragen. Zur schnelleren Lokalisierung der

Krankheit können Sie auch erst die drei Erwärmebereiche abfragen

(unterer, mittlerer und oberer).

– Abfragen der funktionalen Zellblockade (siehe Abschnitt 9)

– Verträglichkeitsbestimmung der evtl. notwendigen Medizin.

– ph-Wert im Hinblick auf die Auswahl der Ernährung

– pathogene Strahlungen

Bei letzterem wird erst abgefragt, ob pathogene Störzonen am Schlafplatz vorliegen. Wenn „Ja", dann wird nach Wasseradern, Curry, kosmischen Strahlen usw. gefragt. Interessanterweise können Sie sogar die Lage der festgestellten Störzonen an dem Personenbild optisch einzeichnen. Zu diesem Zweck tastet man mit einer Punktelektrode oder mit dem Abtastkabel das Blatt rund um die gezeichnete Figur ab und beobachtet dabei das RM. Die mentale Fragestellung lautet dabei: „Welche Störzone ist hier?" Je nach Reaktion des RM können Sie so alle Störzonen verfolgen und einzeichnen. Wenn alles richtig durchgeführt wurde, muß die Kontrolle am Bettplatz oder direkt an der Person mit den aufgezeichneten Störzonen übereinstimmen.

Das direkte Abfragen an Fotos, Handschriften oder nach der zu Bild 11 beschriebenen Art und Weise hat gewisse Vorteile gegenüber dem Test an der Person:

1. Sie können die Messungen bzw. Auswertungen in aller Ruhe und zu
   jeder Tageszeit ausführen, und

2. es besteht nicht die Möglichkeit, daß Sie von der Person abgelenkt
oder beeinflußt werden.

9. Messungen der funktionalen Zellschwingungen und der Bio-Photonen-Resonanzfähigkeit

Durch äußere Einflüsse – wie z.B. falsche Ernährung, Streß, Drogen usw., werden die chemischen Konstanten des Zellplasmas aus dem Gleichgewicht gebracht und führen zu Zell-Funktionsstörungen. Dieser Vorgang entsteht nicht plötzlich, sondern dauert unter Umständen Jahre. Im gleichen Maße nimmt die Zellenergie und damit die zellulären Schwingungen ab. Derselbe Vorgang entsteht, wenn sich der Mensch regelmäßig auf einer pathogenen Störzone (z.B. Bettplatz) aufhält. Über diesen Zonen werden die Luftmoleküle übermäßig pluspolig aufgeladen (Ionisierung). Durch dieses Ungleichgewicht zwischen Plus- und Minusionen wird das Gleichgewicht der bipolaren Zellkräfte ständig gestört.

Die in diesem Abschnitt gebrauchte Bezeichnung funktionale Störung der Zellschwingung wurde gewählt, weil sie für die beschriebenen Symptome zutreffender ist, als das von anderen Autoren gewählte Wort „ Zellkernerregung“. Die nachstehende Skizze verdeutlicht die Entwicklung einer solchen funktionalen Zellschwingung:

9.1 Messung der Zell-Funktionsstörung (kurz Zellstörungen)

Die fortschreitende Zellstörung wird in sechs Stufen eingeteilt. Aus Bild 12 sind die verschiedenen Phasen bis zur Erkrankung dargestellt. Zur Bestimmung, in welcher Stufe sich eine Person befindet, gehen Sie folgendermaßen vor:

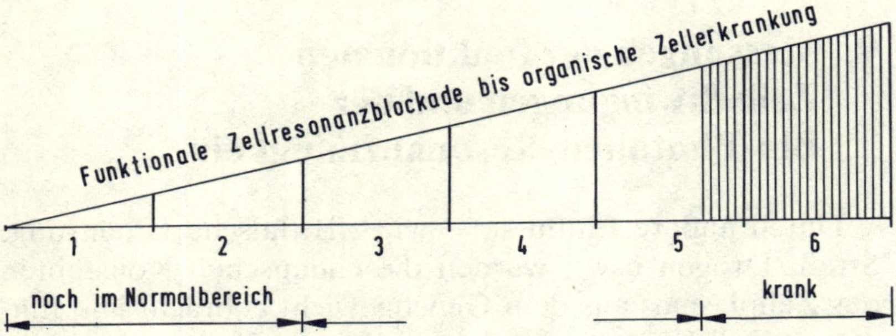

Bild 12

Sie richten das RM auf die zu testende Person oder auf das Foto oder die Handschrift. Mental stellen Sie sich die Skizze in Bild 12 vor und fragen ab: „Ist die Person in einer Zellstörung Stufe 1..2..3..usw.?“ Das RM wird bei den nicht zutreffenden Stufen seitlich hin und her schwingen („Nein“) und bei zutreffender Stufe auf und ab schwingen („Ja“). Natürlich sind auch Zwischenwerte wie z.B. 4,5; 4,6; usw. möglich. Es ist wichtig, die Stufe der Zellfunktionsstörung vor einer Bettplatzsanierung und vor Beginn einer Therapie festzuhalten. Zahlreiche Fälle haben bestätigt, daß nach erfolgreicher Bettplatzsanierung und Therapie die Zellstörungen wieder zurückgehen.

10. Elektrisches Blut

Viele Menschen sind während des Tages oder z.B. am Arbeitsplatz oder auch am Bettplatz übermäßig elektromagnetischen Wechselschwingungen ausgesetzt. Verursacher hiervon sind alle elektrischen Geräte, Maschinen, Radiowecker, Bildschirme usw. (siehe Abschnitt 11). Eine häufige Folge davon ist unter anderem, daß das Blut seine magnetischen Eigenschaften verliert und dafür elektrische Eigenschaften annimmt, was gesundheitliche Schäden verursacht (Anämie). Inwieweit dieser Einfluß bereits eingetreten ist, kann mit dem RM wie folgt einwandfrei überprüft werden:

Sie brauchen hierzu eine Stabbatterie und einen kleinen Magnet – es genügt schon ein Kompaß mit einer Magnetnadel.

Mit einem Finger der freien Hand oder einem Handgriffel, der über ein Kabel mit dem Handgriff des RM verbunden ist, nehmen Sie Kontakt am Akupunkturpunkt „Herz" des kleinen Fingers beim Patienten. Das Kugelkreuz des RM halten Sie über den Pluspol der Stabbatterie. Die mentale Einstellung lautet: „Besteht zwischen dem Blut und der Batterie-Strahlung Resonanz?" Bei *elektrischem Blut* würde das RM nun auf- und abschwingen (Beziehung, Resonanz, Übereinstimmung). Als Kontrolle halten Sie nun das Kugelkreuz des RM über den Magnet. Hier wird es in dem angenommenen Fall seitlich hin- und herschwingen (Ablehung, keine Resonanz). Umgekehrt wird das RM bei *magnetischem Blut* über der Stabbatterie seitlich hin- und herschwingen und beim Magnet als Zeichen der Beziehung (Resonanz) auf- und abschwingen.

Diese beiden beschriebenen Fälle treffen zu, wenn das Blut elektrisch oder ganz magnetisch ist. Es gibt aber auch Zwischenstufen. Dann reagiert das RM zum Teil über der Batterie und zum Teil über dem Magnet mit kleinen Auf- und Abschwingungen (Resonanz, Beziehung). Je nach dem, wie groß die einzelnen Ausschläge sind, können Sie den prozentualen Anteil abschätzen: z.B. 70 % elektrisch und 30 % magnetisch. Wie die Verursacher dieser Symptome gemessen und beseitigt werden können, lesen Sie im nächsten Abschnitt.

11. Aufladung der Luftmoleküle durch elektrische Wechselfelder – Ionisierung

11.1 Die Luftmoleküle in der freien Natur

sind im gleichen Verhältnis plus- und minuspolig aufgeladen, d.h., beide befinden sich im Gleichgewicht. Man bezeichnet diese aufgeladenen Teilchen auch mit dem Wort IONEN. Mißt man dagegen diese Ionenverteilung der Luft in unseren Räumen, so stellt man fest, daß ein starkes Ungleichgewicht besteht, indem die Plusionen überwiegen. Die Ursache hiervon sind die elektrischen Wechselfelder. Sie sind in allen Räumen (z.B. Schlafraum, Büro) als ständiger Störkomplex vorhanden. Diese Felder durchdringen alles nahezu ungehindert. Belastungen im Schlafbereich können aber auch von außen, vor allem durch energietechnische Anlagen wie Hochspannungsleitungen, Dachanschlußleitungen, elektrifizierte Eisenbahnlinien usw. in das Haus eindringen. Interne Verursacher sind Transformatoren in elektrischen Geräten wie Radiowecker, elektrische Uhren, Fernsehgeräte oder aber Potentialdifferenzen zwischen den verschiedenen Leitungsnetzen eines Hauses. Diese Felder sind durch ihre Plusionisierung der Luft für den menschlichen Organismus sehr schädlich. Besonders extrem sind diese Erscheinungen in Betonbauten und Hochhäusern. Die Menschen reagieren darauf unterschiedlich wie z. B. anämische Erscheinungen, Abgespanntheit, Kopfschmerzen, Allergien, elektrisches Blut usw.

Leider reicht es in den meisten Fällen nicht, nur für das Schlafzimmer in der Nacht die Sicherung herauszudrehen, da sehr oft noch andere Stromkreise einen Einfluß auf einen bestimmten Schlafplatz haben. Eine Netzfreischaltung ist in diesem Bereich zum Teil eine Lösung des Problems. Allerdings wird diese die gewünschte Wirkung nur dann erbringen können, wenn durch eine exakte Messung eindeutig festgestellt worden ist, welche Stromkreise im einzelnen einen Schlafplatz belasten. Dadurch wird auch sofort ersichtlich, inwieweit eine Netzfreischaltung überhaupt sinnvoll ist und wieviel Stromkreise auch aus den benachbarten Räumen bzw. Wohnungen abgeschaltet werden müssen.

Auch hier führt nur die genaue Untersuchung der Verhältnisse vor Ort zu wirklich sinnvollen Sanierungen im Hinblick auf einen störungsfreien Schlafplatz.

11.2 Messung der Luft-Ionisierung

Die Frage ist nun, wie mißt man die anteilige Aufladung der Luftmoleküle, und was kann man dagegen tun? Zunächst die Messung dieser Plus-Minus-Verteilung mit dem RM:

Wir gehen von der Tatsache aus, daß sich etwa 1-2 cm über jeder waagrechten Fläche ein pluspoliges Ionenfeld ansammelt. Dasselbe geschieht an der Unterseite mit Minusionen. (Bild 13).

Sie können dies kontrollieren, indem Sie das Kugelkreuz des RM etwa 1 cm über die waagrechte Fläche halten und

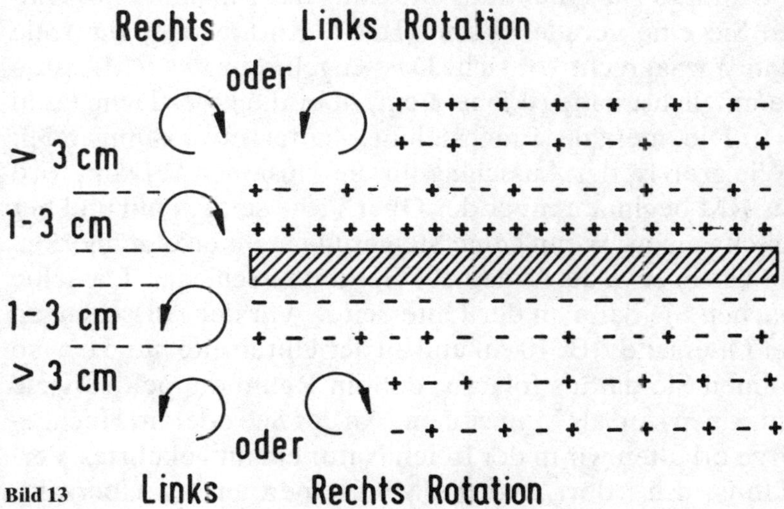

Bild 13

die mentale Frage stellen: „Welche Polarität herrscht hier?“ Das RM wird dann eine Rechtsrotation ausführen. Dann bringen Sie das Kugelkreuz langsam von der Oberfläche nach oben, und siehe da, nach etwa 3 cm Abstand hört die stetige Rechtsrotation auf und geht abwechselnd in Rechts- und Linksrotation über. Dasselbe geschieht an der Unterseite mit der Linksrotation (Bild 13).

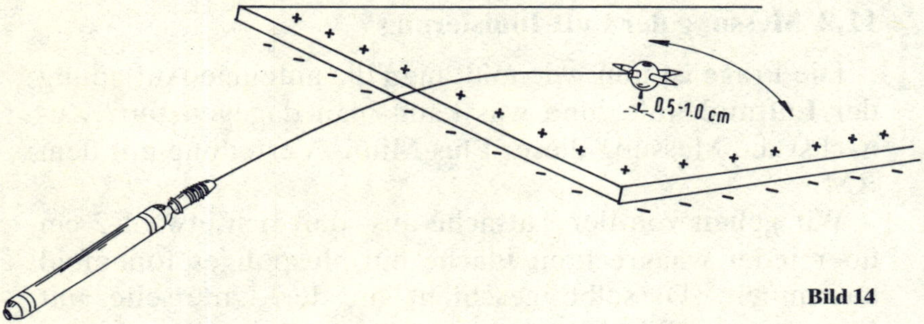

Bild 14

Und nun zur Quantitäts-Messung der Ionenanteile: Halten Sie eine gerade Fläche (Buch, Karton oder die freie Hand) waagrecht vor sich. Das Kugelkreuz des RM halten sie möglichst nahe (0,5 bis 1 cm) über die Oberfläche (Bild 14). Die mentale Fragestellung lautet etwa sinngemäß: „Wie groß ist der Ausschlag für die Plusionen?“ Dann wird das RM beginnen, über der Oberfläche seitlich hin und her zu schwingen. Wenn keine Steigerung mehr erfolgt, merken Sie sich in etwa die Größe des Gesamtausschlages. Dasselbe machen Sie dann an der Unterseite. War der Ausschlag an der Oberseite z.B. 10 cm und an der Unterseite nur 5 cm, so können Sie daraus folgern, daß im Raum doppelt so viele Plusionen sind als Minusionen. An der See oder im Hochgebirge erhalten wir in der freien Natur ein umgekehrtes Verhältnis, d.h., dort sind die Minusionen an der Überzahl.

Bekanntlich fühlt sich der Mensch in diesem Klima sehr viel wohler.

Nun müssen wir versuchen, diesen Plusüberschuß an Ionen zu beseitigen. Das geschieht mit einem sogenannten IONENAUSGLEICHER (auch Ionenkiller genannt) – „System Dipl.Ing.Höpfner“. Das ist ein etwa 25 cm langes Rohr mit einigen eingebauten Emitterspitzen und einem Erdkabel, das an der Schukosteckdose geerdet ist. Das Gerät verbraucht keinen Strom und hat keinen Verschleiß. Die Funktion beruht im Grundsatz auf der sogenannten umgekehrten Kaminwirkung, bei der die Plusionen abgesaugt und an die Erde abgegeben werden. Dieses Rohr wird in der Nähe einer Steckdose waagrecht und satt an die Wand gelegt – am besten auf die Fußleiste oder auf zwei kleine Nägel in der Wand aufgelegt. Nach dem Anbringen des Gerätes wiederholen Sie die oben beschriebene Meßmethode an der waagrechten Fläche und werden feststellen, daß die Ausschläge über und unter der waagrechten Fläche (oder Hand) gleich groß sind. Viele Anwendungen und Tests haben die gute Wirkung dieses Gerätes bestätigt. Eine dankbare Anwendung dieses Ionenausgleichers ist auch in der Saunakabine möglich. Bekanntlich nimmt die schädliche Plusionisierung ab ca. 45 Grad sehr stark zu. Mit dem Anlegen eines Ionenausgleichers in der Kabine an eine Wand wird dieser störende Einfluß beseitigt. Es muß lediglich das Kabel des Gerätes so verlängert werden, daß es außerhalb der Kabine in eine geerdete Steckdose angeschlossen werden kann. Die Größe des Raumes spielt für die Funktion des Ionenausgleichers keine Rolle.

12. Aufsuchen von pathogenen Störzonen

12.1 Allgemein

Eine ausführliche Beschreibung der verschiedenen Störzonen, wie z.B. Wasser, Curry, Globalgitternetz, Verwerfungen, würde über den Rahmen dieser Broschüre hinausgehen. Vielmehr sollen hier nur die Methoden und Reaktionen des Radiometers zur Erkennung der Störzonen beschrieben werden. Nähere Einzelheiten über die Eigenarten der oben angegebenen Störzonen müssen aus der einschlägigen Fachliteratur nachgelesen werden.

Pathogene Strahlen sind Schwingungen, die auch als Wellen bezeichnet werden. Sie besitzen jeweils eine bestimmte spezifische Frequenz. Innerhalb ihrer Zonen werden genau wie bei den elektrischen Wechselfeldern die Luftmoleküle übermäßig positiv aufgeladen, was die Körperzellen einseitig belastet und krank macht.

12.2 Erkennen von Wasseradern

Es handelt sich hier um Wasseradern, die in unterirdischen Erdspalten oder –poren fließen. Sie können unter Umständen in 150 m Tiefe liegen. Die mentale Einstellung bei der Strahlensuche konzentriert sich zunächst immer auf die passive Frage: „Welche Strahlung ist hier?“ Das RM halten Sie mit dem ausgestreckten Arm waagrecht vor den Körper. Die zu untersuchende Fläche (z.B. Bettplatz) langsam abgehen. Die freie Hand wird zur Faust geballt, damit keine anderen Strahlen aufgenommen werden. Gegebenenfalls kann auch mit der ausgestreckten freien Hand die Fläche abgetastet werden. Sie wirkt dann in diesem Falle als Aufnahmeantenne für die unter der Hand befindlichen Störzonen. Diese Methode hat den Vorteil, daß das RM ruhiger gehalten werden kann, als wenn man während des Messens hin und her geht.

Reaktion des RM:

Das Strahlungsfeld von Wasseradern besteht immer aus zwei Randzonen und der Hauptzone (siehe Bild 15).

In den Randzonen fängt das RM an zu rotieren, und zwar immer nach innen zur Hauptzone. In der sehr schmalen

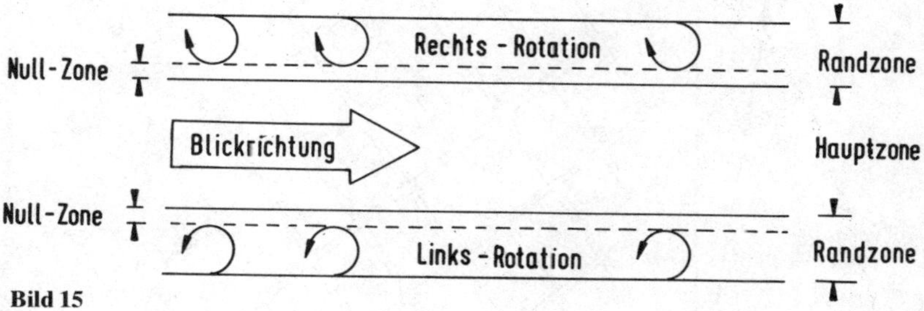

Bild 15

Nullzone steht das RM still. In der Hauptzone beginnt es AUF- und ABZUSCHWINGEN.

Kontrolle:

Hält man eine Ampulle oder ein Glas mit Wasser in die Nähe des Kugelkreuzes, dann stoppt die Auf- und Abbewegung, und das RM beginnt nach rechts und links, also SEITLICH HIN- und HERZUSCHWINGEN.

12.3 Erkennung von Currynetzen

Diese Strahlung kommt aus dem Erdinneren, vermutlich hervorgerufen durch die radioaktiven Zerfallserscheinungen im flüssigen Magma. Das Currynetz besteht aus ca. 21 cm breiten Hauptzonen, die diagonal in beiden Richtungen zur Nord-Südachse verlaufen. Der Abstand dieser Netzstreifen beträgt je nach Jahreszeit ca. 2,5 m. (s. Bild 16).

Das RM wird gehandhabt wie bei Wasseradern. Auch beim Currynetz rotiert das RM an den Randzonen immer nach innen zur Hauptzone (wie bei Wasseradern). In der Hauptzone dagegen beginnt das Kugelkreuz seitlich nach rechts und links zu schwingen.

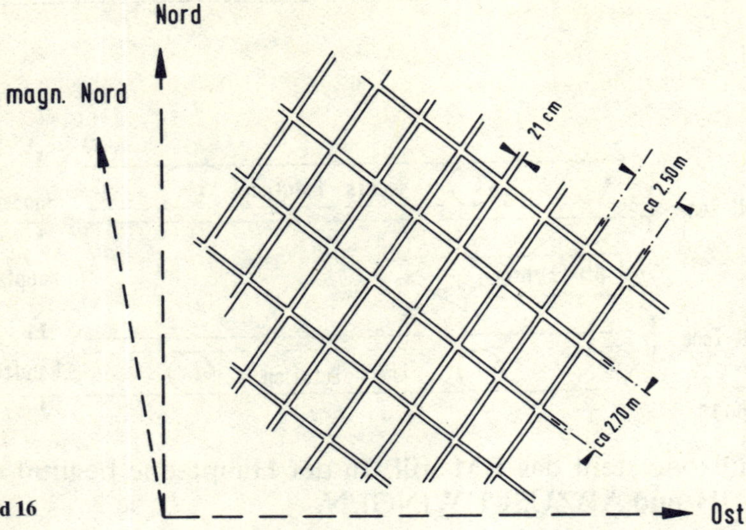

Bild 16

Kontrolle:

Bei der Annäherung von Wasser an das Kugelkreuz hört die seitliche Schwingung auf und geht in eine senkrechte Auf- und Abschwingung über. (Alle Reaktionen sind entgegengesetzt wie bei Wasseradern).

12.4 Kosmische Strahlen

Wie die Bezeichnung bereits aussagt, kommen diese Strahlen von oben aus dem Kosmos. Sie werden auch Globalgitternetz genannt. Ihre Strahlungszonen sind ca. 21 cm breit und verlaufen in ungefähr magnetischer Nord-Südrichtung und Ost-Westrichtung. Der Abstand der beiden Strahlrichtungen beträgt je nach Jahreszeit ca. 2,4 m. Das RM wird wie bei Wasser oder Curry in waagrechter Haltung vor den Körper gehalten. In der kosmischen Strahlungszone rotiert das RM ständig in LINKSRICHTUNG. Hier gibt es keine Randzonen. Um die Richtung der Strahlungszone zu finden, geht man genau wie bei Curry oder Wasseradern von dem gefundenen Punkt aus 1-2 m in Nord-Süd oder Ost- West Richtung und sucht dort eine zweite Stelle, die als kosmische Strahlung identifiziert werden kann. Die Verbindung beider Punkte ergibt die Störzone.

Kontrolle:

Hält man bei der kosmischen Strahlung einen Magnet oder einen Kompaß (Magnetnadel) in die Nähe des Kugelkreuzes, so hört die Rotation auf, und die Antenne beginnt auf- und abzuschwingen.

Anschließend sei zu diesem Kapitel „Strahlensuche" bemerkt, daß das Erkennen und Lokalisieren von Störzonen nicht einfach ist. Dazu gehört viel Übung und mentale Einstellung. Insbesondere der Anfänger sollte sich so lange damit Zeit lassen, bis er sich durch die vorausgegangenen Abschnitte einige Routine und Selbstsicherheit erarbeitet hat.

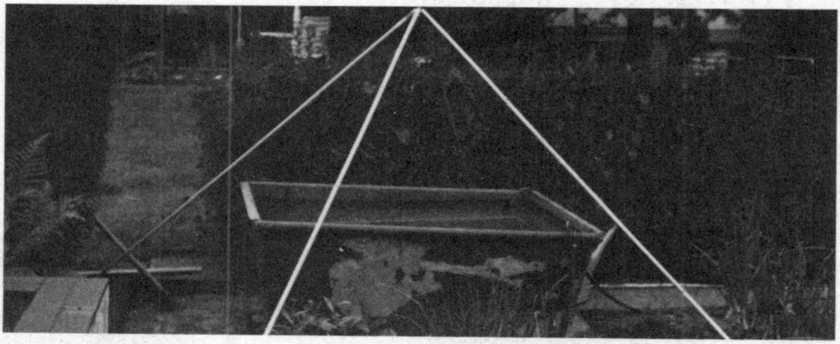

Pyramide zum Aufladen des Gießwassers im Garten.

13. Das Arbeiten mit Meßkreisen

13.1 Allgemeines

Aufgrund der besonderen Ausführung des Bio-Radiometers mit einem Kugelkreuz bietet er eine ideale Möglichkeit, viele Fragen mit Hilfe von Meßkreisen zu lösen. Wer bereits mit dem Pendel gearbeitet hat, kennt sehr wohl die sogenannten Pendeltafeln, die es in allen möglichen Variationen gibt. Da das Bio-Radiometer (BRM) im Grunde nichts anderes als ein verbessertes und sensitiveres Drahtpendel darstellt, ist es für diese Methode besonders geeignet. Nachstehend soll das Verfahren anhand von 7 speziellen Meßkreisen beschrieben werden. Es sind dies:

1. Das „Bovis-Meter" zur Messung der Strahlungsintensität von Störzonen, Vitalenergie bei Menschen sowie von Gegenständen;
2. Identifizierung von pathogenen Störzonen;
3. Verhältnis der Plus-Minus-Ionen in der Luft;
4. Radioaktivität der Luft, bei Menschen und Nahrungsmitteln;
5. Gesunde bzw. giftige Strahlungen bei Lebensmitteln oder Bodenstrahlungen;
6. PH-Wert des Zellplasmas;
7. Zellfunktionsstörung;

13.2 Grundsätzliche Arbeitstechnik

Die auf Steifkarton gedruckten Meßkreise werden senkrecht mit der freien ausgestreckten Hand gehalten oder

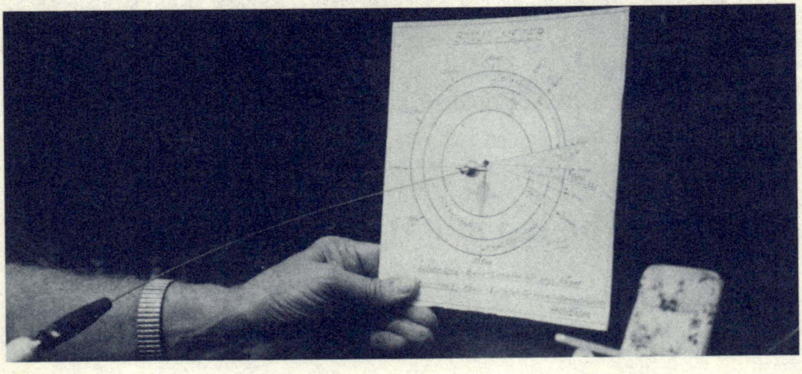

Bild 17

senkrecht vor den zu messenden Gegenstand gestellt. Das BRM wird wie üblich waagrecht so gehalten, daß die Spitze des Kugelkreuzes so nah wie möglich auf den Mittelpunkt des Meßkreises zeigt. Siehe Bild 17.

Es spielt bei dieser Meßmethode keine Rolle, ob die testende Person Rechts- oder Linkshänder ist. Nun konzentriert man sich auf die Frage, die sich auf den Inhalt des Meßkreises bezieht. Das Kugelkreuz mit seiner vorderen Spitze wird nun anfangen, um den anvisierten Mittelpunkt des Kreises zu rotieren. Wie später noch im einzelnen beschrieben wird, kann dieses „Kreisen" rechts oder links herum erfolgen, je nachdem, um welchen Meßkreis es sich handelt.

Solange das „Kreisen" anhält, bedeutet dies, daß es (das BRM) die Antwort „sucht". Nach kurzer Zeit geht das „Kreisen" über in radiale Querschwünge. D.h., das Kugelkreuz schwingt über den Mittelpunkt quer durch den Kreis. Sobald diese Querstriche *nicht* mehr *wandern*, sondern eine Richtung beibehalten, kann die entsprechende Antwort am Meßkreis abgelesen werden. Es sind jedoch 2 Aussagen möglich, wenn die Querschwünge über den gesamten Kreis hinaus gehen. In diesem Falle hält man die Spitze des Kugelkreuzes auf einen der Schnittpunkte am Kreis und stellt mental die Frage, ob dies die richtige Antwort ist. Aber in den meisten Fällen ist der Ausschlag nach einer Seite auffallend stärker, so daß sich eine Frage erübrigt.

Sicher entsteht jetzt bei vielen Lesern die kritische Frage: „Wieso kann das Kugelkreuz des BRM auf eine solche Art und Weise eine Antwort suchen und finden?"

Die Antwort könnte so lauten, daß in dem geschriebenen bzw. gedruckten Wort oder Zahl eine immaterielle Information steckt. Und da jede Information auch eine feinstoffliche Strahlung beinhaltet, kann sie mit unserer mentalen Gedankenfrequenz in Resonanz kommen und so durch die Reaktion des BRM sichtbar gemacht werden.

13.3 Beschreibung der Meßkreise

13.3.1 Messung der Strahlungs intensität:

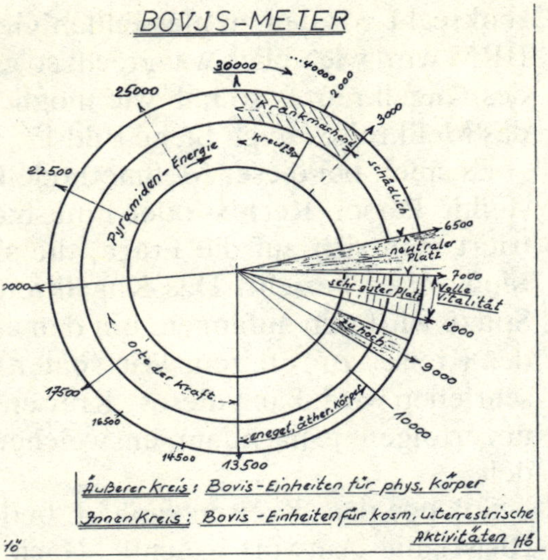

Bild 18

Der Franzose BOVIS hatte für seine Forschungen mit dem Pendel das sogenannte „Bovismeter" zum Messen von Strahlungsintensitäten entwickelt, was heute noch als gültiger Maßstab in der einschlägigen Literatur herangezogen wird. Diesen linearen Maßstab habe ich in einen Meßkreis umfunktioniert, wodurch er auch für den Gebrauch mit dem BRM zu benutzen ist. Die folgenden Strahlungssituationen können damit gemessen werden:

a) Intensitäten von Erdstrahlen
b) Energetische Vitalstrahlung an Personen
c) Strahlungsintensität von Nahrungsmitteln
d) desgleichen von Pyramiden, Orgonplatten, Orgonstrahlern usw.

Die am Außenkreis angegebenen Zahlen sind die sogenannten *„Bovis-Einheiten"*. Sie gehen von 0 bis 30000 BE und in besonderen Fällen darüber hinaus.

Zu a): Will man über einem bestimmten Platz die Intensität einer Störzone messen, so hält man die Meßkarte mit der ausgestreckten freien Hand über die Stelle und wartet auf das Ergebnis des BRM, wie in Abschnitt 13.2 beschrieben wurde. Die mentale Fragestellung lautet in diesem Falle etwa: „Wieviel Bovis-Einheiten hat die Strahlung über dieser Stelle?“

Zeigt das BRM einen bleibenden Ausschlag z.B. über dem Bereich von 0 bis 2000 BE, so ist das die Strahlung einer Kreuzung von 2 Störzonen. Der nächste Abschnitt zwischen 3000 und 6500 BE läßt auf eine einfache Störzone schließen und ist für den menschlichen Organismus noch schädlich. Liegt dagegen der Ausschlag des BRM zwischen 6500 und 8000 BE, so ist dies ein neutraler bzw. ein sehr guter Platz – also störungsfrei.

Aus den obigen Darstellungen ist der Schluß zu ziehen, daß auf dem störfreien Platz die lebensnotwendige sekundäre Erdstrahlung von 6500 bis 8000 BE für den Organismus normal ist. Dagegen werden die lebensnotwendigen Strahlungsintensitäten innerhalb von Störzonen stark unterdrückt und liegen im schlimmsten Fall sogar unter 3000 BE bei sogenannten Kreuzungen. Die Folgen beim Menschen sind Störungen im Abwehrmechanismus und bei Pflanzen Wachstumsstörungen (Zwiesel, Drehwuchs, Krebsbeulen und ähnliches).

Zu b) Vitalstrahlung bei Personen:

Eine weitere wichtige Messung mit diesem Meßkreis ist die energetische Vitalsituation des Menschen. Wie das Meßblatt zeigt, sollte normalerweise die volle Vital-Situation zwischen 7000 und 8000 BE liegen.

Die Messung an der Person erfolgt, indem die zu messende Person den Meßkreis mit beiden Händen einige cm vor ihren Oberkörper hält. Der Tester hält die Spitze des Kugelkreuzes auf den Mittelpunkt des Meßkreises, ohne jedoch denselben zu berühren. Dabei stellt er sich mental auf die Frage ein: „Welche energetische Strahlungsintensität hat die Person?“

Ich kenne einige Heilpraktiker, die bei jedem Besuch ihrer Patienten auf die oben beschriebene Weise deren Vital-Situation messen und in der Kartei vermerken. Oft liegen diese Werte vor Beginn der Therapie nur zwischen 4000 und 5000 BE.

Es ist aber auch möglich, diese Messungen anhand einer Handschrift, Foto oder Handabdruck durchzuführen. Dabei wird eine dieser Unterlagen hinter das Meßblatt satt angelegt, oder gegebenenfalls mit einer Büroklammer angeheftet. Die Messung mit dem BRM erfolgt dann wie bereits beschrieben.

Zu c) Strahlungs-Intensität von Nahrungsmitteln:

Der Wert der Strahlungsintensität bei Nahrungsmitteln ist insofern sehr interessant, als er Rückschlüsse zuläßt über den Anbau und die Behandlung insbesondere bei Gemüse, Tomaten, Obst usw. In solchen Fällen wird das Meßblatt einfach vor das betreffende Nahrungsmittel gestellt. Die mentale Fragestellung lautet etwa: „Welche Strahlungsintensität gibt dieses Nahrungsmittel ab?"

Ein Vergleich zwischen biologisch angebautem Gemüse und solchem, welches mit Kunstdünger aufgezogen oder gar mit Insektiziden gespritzt ist, zeigt, daß das biologische Nahrungsmittel eine sehr viel höhere Strahlungsintensität abgibt.

Zu d) Strahlungs-Intensität von Pyramiden usw.:

Es werden im Handel allerlei Fabrikate wie Orgonplatten, Orgonstrahler, Farbakupunkturgeräte, Pyramiden oder auch pyramidendynamisierte Medizin angeboten. Auch hier ist es interessant, mit Hilfe des Meßkreises die Strahlungsintensität zu messen und zu vergleichen.

Ein normales Pyramidenmodell strahlt z.B. über der Spitze mit einer Intensität von rd. 12000 bis 13000 BE. Dagegen bringt z.B. die vom Verfasser entwickelte „Superstarke Orgon-Pyramide" über 30000 BE. In diesem Fall mißt man die Intensität, indem der Meßkreis senkrecht über die Pyramidenspitze gehalten wird.

Der beschriebene Meßkreis ist sehr vielseitig und kann bei vielen Zweifelsfragen eine gute Hilfe sein.

13.3.2 Indentifizierung von Störzonen:

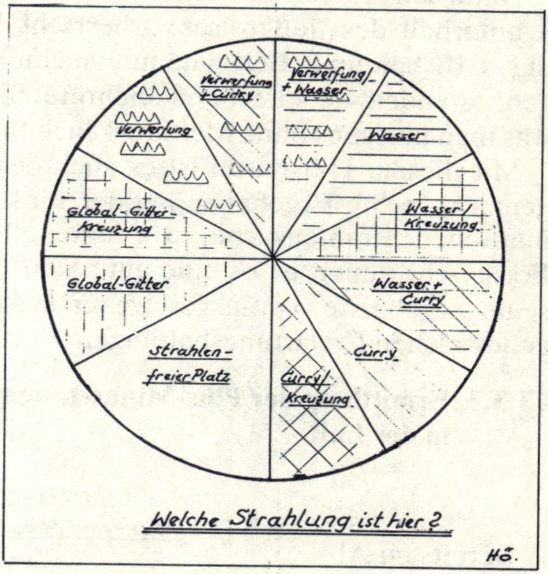

Bild 19

Dieser Meßkreis ist in 11 verschiedene Segmente aufgeteilt, von denen jedes eine bestimmte Störstrahlung symbolisiert.

Der Meßkreis wird über die zu testende Bodenstelle gehalten und entsprechend mental abgefragt. Wer es ganz genau machen will, der kann durch den Mittelpunkt des Meßkreises einen Nagel oder dergleichen stecken, an dessen Ende eine Schnur mit Metallgewicht auf den Boden hängt. Die mentale Fragestellung lautet bei dieser Messung etwa: „Welche Störstrahlung herrscht unterhalb dieses Meßkreises?“

Das Interessante an dieser Methode ist die passive Fragestellung, so daß eine geistige Beeinflussung weitgehend ausgeschlossen wird. Auch ist es hier nicht notwendig, die bei einer Strahlensuche ohne Meßkreis auftretenden Reaktionen des BRM zu indentifizieren, da man an dem Meßkreis direkt die entsprechende Antwort angezeigt bekommt.

Natürlich erhält man nur das Ergebnis, das an dieser Stelle unterhalb des Meßkreises vorherrscht. Es ist also notwendig, z.B. bei einer Bettplatzuntersuchung, in kurzen Längenabständen entsprechend mehrere Stellen abzufragen, was man übrigens ohne Meßkreis auch tun müßte.

Mit diesem Hilfsmittel ist es auch dem Anfänger leicht gemacht, echte Ergebnisse bei der sonst so relativ problematischen Strahlensuche zu erhalten. Und auch für den Fortgeschrittenen ist es eine gute Kontrollmöglichkeit für seine Ergebnisse, vorausgesetzt, er macht sich frei von irgendwelchen Erwartungshaltungen.

13.3.3 Ermittlung der Plus-Minus-Ionenverhältnisse in der Luft:

Bild 20

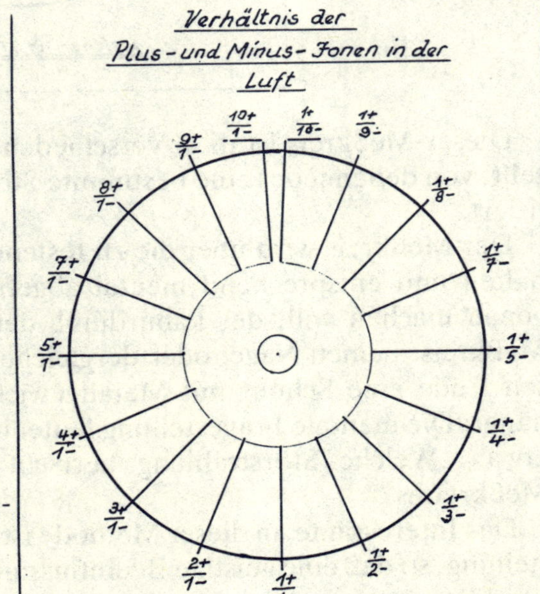

Bereits im Abschnitt 11, wurde die Verschiebung der Ionenverteilung bei den Luftmolekülen infolge elektrischer Wechselfelder erläutert. Auch wurde in diesem Abschnitt ein Verfahren gezeigt, wie man die Größenordnungen zwischen Plus- und Minusionen mit dem BRM sichtbar machen kann. Ein viel besseres Verfahren bietet dagegen der oben abgebildete Meßkreis. Dort ist am Kreisumfang jeweils das Verhältnis von Plus- zu Minusionen in Bruchform angegeben. Über dem Bruchstrich stehen jeweils die Anteilzahlen für die Plus-Ionen und darunter die der Minus-Ionen. Auf der rechten Kreishälfte des Kreisumfanges sind unter dem Bruchstrich die Minus-Ionen in der Überzahl (z.B.1+/3-) und auf der linken Hälfte die Plus-Ionen (z.b. 3+/1-). An der unteren Kreishälfte ist das Ionenverhältnis 1:1. Das ist der Wert bzw. Zustand, wie er normalerweise in der freien unbeeinflußten Natur besteht.

Die Ermittlung des Ionenverhältnisses mit dem BRM und dem Meßkreis geschieht, indem man die Meßkarte in der freien ausgestreckten Hand hält und mit der Spitze des Kugelkreuzes den Kreismittelpunkt anvisiert (wie bereits beschrieben). Interessanterweise wird das Kugelkreuz links herum kreisen, wenn die Luftmoleküle überwiegend pluspolig aufgeladen sind, bis er dann in endgültige Querschwingen übergeht. Bei überwiegend minuspoliger Luft, z.B. im Freien an der See oder im Hochgebirge, wird das Kugelkreuz beim „Suchen" zuerst rechts herum kreisen, ehe das endgültige Ergebnis angezeigt wird.

Die mentale Fragestellung lautet bei dieser Messung etwa: „Welches Plus-Minusverhältnis hat diese Luft?"

Etwas Besonderes ist aber bei diesen Messungen noch zu beachten! Bekanntlich wird die Luft über Störzonen (Wasseradern, Currystreifen usw.) sehr stark pluspolig aufgeladen! Diese Erscheinung kann auch durch einen Ionenausgleicher (Ionenkiller) nicht beseitigt werden, da es sich hier um andere Frequenzbereiche handelt. Will man also nur die normalen Luftionen messen, so ist darauf zu achten, daß der Meßkreis über eine störfreie Stelle gehalten wird. Ist z.B. in dem zu messenden Raum ein Ionenausgleicher installiert, so wird man auf dem Meßkreis immer ein ausgeglichenes Ionenverhältnis von 1:1 erhalten.

Mit Hilfe dieser Meßmethode kann somit auch der einwandfreie Beweis über die schädliche Pluspolarisierung der Luft über pathogenen Störzonen erbracht werden. Über solchen Zonen zeigt der Meßkreis oft bis zu 4 bis 5 Plusionen gegenüber 1 Minusion an. Ebenso kann diese Messung als Kontrolle dienen, ob eine sogenannte „Bettplatz- Entstörung“ das bringt, was sie verspricht.

Bild 21

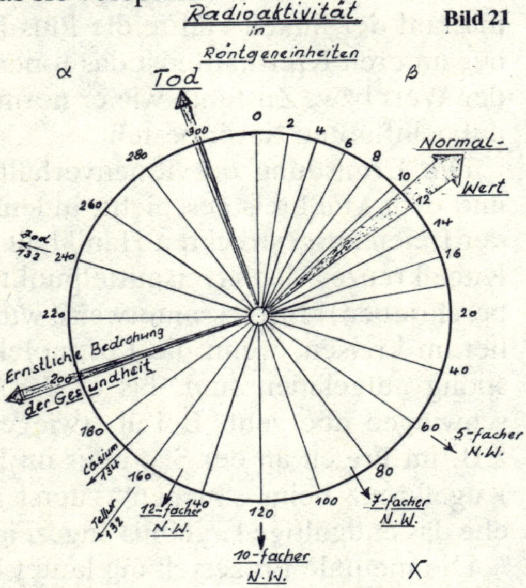

13.3.4 Meßkreis für radioaktive Strahlung:

Dieser Meßkreis ist bereits als Pendeltafel bekannt und auch in verschiedenen esoterischen Schriften angeführt. Ich halte ihn gerade in der heutigen Zeit für besonders wichtig. Mit ihm kann ermittelt werden, um das *Wievielfache der normalen radioaktiven Strahlung* in unseren Nahrungsmitteln, in der Luft und letztendlich in unserem Körper gestapelt ist. Anhand vieler Messungen habe ich festgestellt, daß z.B. je nach Wohnort die radioaktive Strahlung bei Personen ein Vielfaches des Normalwertes beträgt. Verursacht wird dies vermutlich durch die Kernkraftwerke und die Rest-Radioaktivität aus dem Unfall von Tschernobyl.

Messungen an Nahrungsmitteln, wie Fleisch, Brot, Gemüse und insbesondere an Milch, ja sogar bei Bio-Produkten zeigen oft eine Strahlung bis zum 12-fachen des Normalwertes. Es wäre aber falsch, bei solchen Messungen über einige mehr oder weniger gemessene Punkte zu streiten! Maßgeblich ist allein schon die über das normale Maß hinausgehende *Tendenz!*

Aber es gibt auch mehrere Möglichkeiten diese schädliche Strahlung zu mindern oder gar zu eliminieren. Solche Mittel sind z.B. die Einnahme von Johanniskraut- oder Salbeitee sowie die Bestrahlung der Nahrungsmittel mit Orgon- oder Pyramidenenergie (siehe Abschnitt „Pyramiden“).

Als Nachweis für die Wirksamkeit der oben erwähnten Mittel vor und nach ihrer Anwendung ist dieser Meßkreis eine ideale Hilfe. Seine Meßmethode ist dieselbe, wie bei den vorausgehend beschriebenen Meßkreisen.

Ergänzend zu diesem Thema empfehle ich mit diesem Meßkreis einen Test mit der auf Bild 10 gezeigten Abbildung des radioaktiv verseuchten Feuerwehrmannes aus Tschernobyl. Halten Sie die Seite mit diesem Bild senkrecht und legen davor Ihren Meßkreis. Sie werden feststellen, daß er bereits eine sehr hohe tödliche Strahlung angenommen hat.

13.3.5 Meßkreis für Gift- bzw. gesunde Strahlung

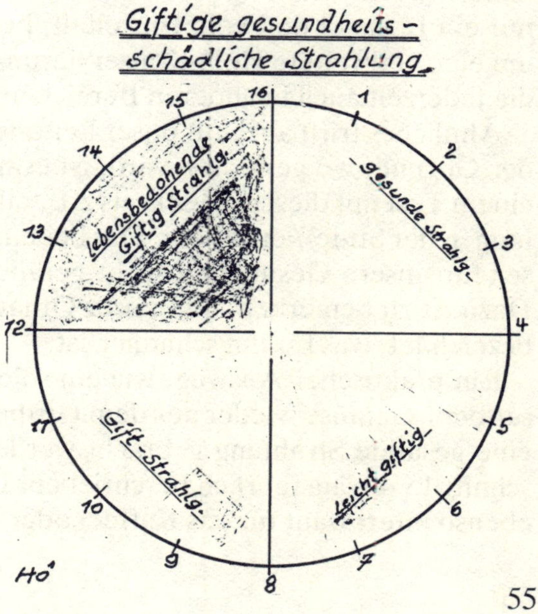

Bild 22

Dieser Meßkreis zeigt 4 Segmente; für gesunde-, leicht giftige-, giftige- und lebensbedrohend giftige Strahlung.

Er kann benutzt werden zum Testen von Nahrungsmitteln, die eventuell mit Insektiziden oder dergleichen gespritzt sind oder nur mit Kunstdünger aufgezogen wurden.

Interessant sind besonders die Ergebnisse wenn man mit diesem Meßkreis den auf dem Markt angebotenen Blumenkohl oder die makellosen Tomaten oder Äpfel kontrolliert. Werden solche „tote" Lebensmittel über längere Zeiträume dem Körper zugeführt, dann ist es kein Wunder, wenn viele Menschen immer anfälliger gegen Krankheiten werden.

Wie wichtig u.a. eine Prüfung auf eventuell giftige Strahlung z.B. bei spanischen Zitrusfrüchten und Tomaten vor dem Verzehr sein kann, zeigen die Untersuchungsergebnisse des Stuttgarter Wirtschafts- Kontrolldienstes. Diese Untersuchungen ergaben, daß die Früchte in Holzkisten gelagert waren, die mit dem Holz-Konservierungsmittel „ Pentachlorphenol" (PCP) behandelt wurden. In solchen Früchten konnten diese giftigen PCP-Strahlungen als Höchstmengenüberschreitungen nachgewiesen werden. Dies ist nur ein Beispiel und kein Einzelfall, bei dem es sich leider um eine verbreitete Holz-Konservierungsmethode handelt, die jederzeit auch in anderen Bereichen auftreten kann.

Ähnliches trifft auch für unser Leitungswasser zu. Je nach der Gegend, wo gemessen wird, ist es möglich, daß Sie bei einem Test mit diesem Meßkreis z.B. eine leichte Giftstrahlung in der Stufe 7 ermitteln. Das bedeutet, daß dieses Wasser für unsere Gesundheit nicht gerade von Vorteil wäre. Dazu ist zu bemerken, daß unser Organismus alles als Gift bezeichnet, was für ihn schädlich ist.

Ein praktischer Ausweg, wie ein solch ungesundes Wasser oder Gemüse wieder aus dem Giftbereich heraus und in eine gesunde Strahlung gebracht werden kann, ist im Abschnitt 15.4.6 ausführlich beschrieben. Dieses Verfahren ist ebenso interessant für das Kaffee- oder Teewasser.

Zu diesem Thema könnte als Beweis eine ausführliche, theoretische Abhandlung folgen über die Reaktionen der Bio-Photonenstrahlung in den menschlichen Zellen usw. Doch dafür gibt es genug Fachliteratur, und uns interessiert hier nur die praktische und verständliche Seite dieser Tatsachen. Auch würde es wenig nützen, wenn wir nur die Ergebnisse der schädlichen Strahlungen kennen. Deshalb werden in den folgenden Abschnitten über „Orgon" und „Pyramide" nützliche Hinweise erfolgen, wie man diesen lebensfeindlichen Erscheinungen begegnen kann.

Doch zurück zu dem oben beschriebenen Meßkreis: Er ist nämlich auch hilfreich beim Testen von Baumaterialien, wie z.B. Asbest, Kunststoffe, Farben, Lacke, oder über aufgeschüttetem Gelände, in dem eventuell giftige Chemikalien lagern. Die mentale Fragestellung beim Arbeiten mit diesem Meßkreis lautet etwa: „Wie giftig oder gesund ist die Strahlung aus diesem Gegenstand (bzw. über dieser Bodenstelle)?"

13.3.6 Meßkreis zur Ermittlung des PH-Wertes:

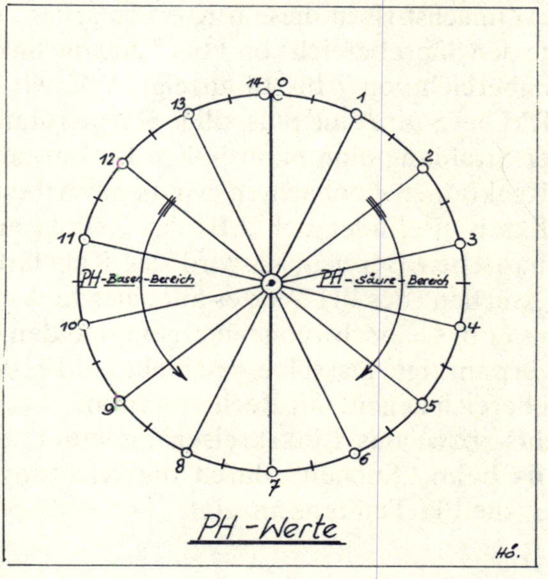

Bild 23

Mit diesem Hilfsmittel können sowohl die PH-Werte von irgendwelchen Substanzen, Lebensmitteln oder Flüssigkeiten, als auch der allgemeine PH-Zustand des Zellplasmas bei Personen gemessen werden. Letzteres ist u.a. besonders wichtig für die Ernährungsweise. Normalerweise sollte der PH-Wert der Zellflüssigkeit bei etwa 7,2 liegen. Es gibt aber bekanntlich einige Ursachen, die den PH-Wert in den basischen-, oder den Säurebereich bringen. Daran können folgende Einflüsse schuld sein:

Umwelteinflüsse
krankhafter Streß,
Unzufriedenheit,
falsche Ernährungsweise,
pathogene Störzonen am Bett- oder Arbeitsplatz.

Für eine Therapie ist deshalb die Kenntnis des PH-Wertes von Bedeutung, da ständig abweichende Werte den Beginn einer Krankheit signalisieren.

Da das mentale Abfragen des PH-Wertes sehr viel Konzentration und Übung erfordert, ist der obige Meßkreis zur Bestimmung des PH-Wertes bei Personen eine gute und sichere Hilfe. Zunächst ist in diesem Kreis zu sehen, daß die rechte Hälfte den Säurebereich von 1 bis 7 und die linke Hälfte den Basenbereich von 7 bis 14 anzeigt. Wie wir wissen, zeigt das BRM bei Säure eine pluspolige Rechtsrotation und bei basischer Strahlung eine minuspolige Linksrotation an. Dieselben Reaktionen beobachten wir beim Arbeiten mit diesem Meßkreis. Befindet sich z.B. das Zellplasma einer Person im basischen Bereich, so wird das Kugelkreuz des BRM beim „Suchen“ des PH-Wertes mit einer Linksrotation beginnen, bis er in Querschwünge übergeht und den endgültigen PH-Wert anzeigt. Dasselbe geschieht bei PH-Werten, die im Säurebereich liegen, mit Rechtsrotation.

Das Rechts- bzw. das Linkskreisen bedeutet, daß das BRM bereits beim „Suchen“ durch die Richtung seiner „Suchkreise“ die PH-Tendenz anzeigt.

Die Messung geschieht, indem die zu messende Person das Meßblatt mit beiden Händen etwa 1 bis 2 cm vor den Oberkörper innerhalb der ersten Aurahülle hält. Die mentale Fragestellung lautet etwa: „Welchen PH-Wert hat das Zellplasma dieser Person?"

Natürlich kann, genau wie bei den anderen Meßkreisen, auch die Handschrift, das Foto oder ein Handabdruck benutzt werden, indem man diese Unterlagen hinter den Meßkreis heftet. Auf eine Besonderheit sei noch hingewiesen: Wenn der PH-Wert etwa bei PH 7 liegt, fängt das Kugelkreuz des BRM beim „Suchen" abwechselnd an, rechts und links herum zu kreisen, ehe es sich endgültig auf PH 7 einpendelt.

Für den Therapeuten ist es eine wertvolle Hilfe, wenn er mit dem oben beschriebenen Verfahren ohne großen Geräteaufwand laufend den PH- Zustand seines Patienten verfolgen kann. Auch bei diesen Messungen ist es wichtig, daß beide Personen auf einem strahlenfreien Platz stehen. Andernfalls kann es zu falschen Ergebnissen kommen.

13.3.7 Meßkreis zur Ermittlung von Zellfunktionsstörungen:

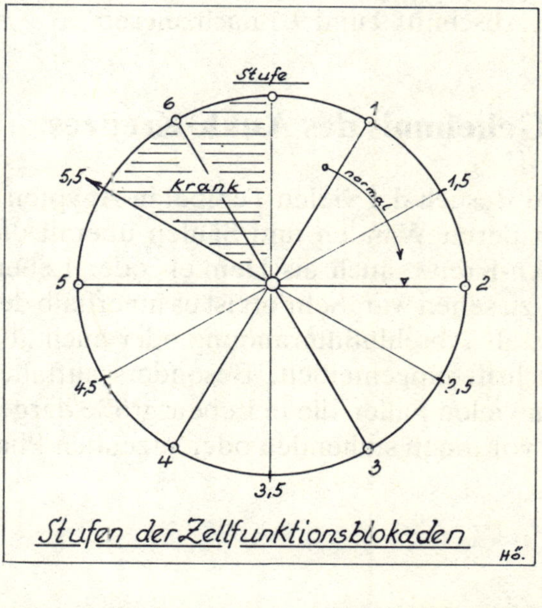

Bild 24

Die in Abschnitt 9 und 9.1 beschriebene und im Diagramm (Bild 12) dargestellte Entwicklung einer Zellresonanz-Blockade ist hier ebenfalls in einem Meßkreis dargestellt. Die Messung erfolgt in derselben Weise wie bei der PH-Wert Ermittlung. Also an der Person, oder mittels Handschrift, Foto oder Handabdruck.

In vielen Fällen wurde festgestellt, daß bei Personen, die über längere Zeiträume über einer pathogenen Störzone schlafen oder sitzen, eine ungünstige Entwicklung der Zellfunktion irgendeines anfälligen Organes entsteht. Sobald aber die Personen auf einen störungsfreien Platz ausweichen können oder der Bett- bzw. Sitzplatz durch Ableitung der übermäßigen Plusionisierung mit einer Absorbermatte bzw. –platte entstört wurde, ging innerhalb von 6 bis 8 Monaten die Zellresonanzblockade in den Normalbereich zurück – vorausgesetzt, es lagen keine anderen Einflüsse vor.

Auch bei dieser Zustandsermittlung der Zellfunktionsstörung ist die übliche mentale Abfrage problematisch, weshalb das Arbeiten mit diesem Meßkreis besonders zu empfehlen ist. Im Zusammenhang mit dieser oben genannten Beschreibung ist es empfehlenswert, nochmals den vorausgegangenen Abschnitt 9 und 9.1 nachzulesen.

14. Das Geheimnis des Ankh-Kreuzes

Bei einem Besuch der vielen Tempel in Ägypten fiel mir auf, daß an deren Wänden und Säulen überall das sogenannte Ankh-Kreuz, auch als Henkel- oder Lebenskreuz bezeichnet, zu sehen war. Sehr oft ist es innerhalb der vielen Wandreliefs als Abschlußumrandung oder auch als Teil in der Bilderschrift eingemeißelt. Besonders auffallend war auch, daß in vielen Fällen die in Lebensgröße dargestellten Götter den vor ihnen stehenden oder sitzenden Pharaonen ein Ankh-Kreuz zwischen Mund und Nase hielten, oder daß die dargestellten Figuren das Ankh-Kreuz am oberen runden Teil in den Händen hielten.

Bild 25

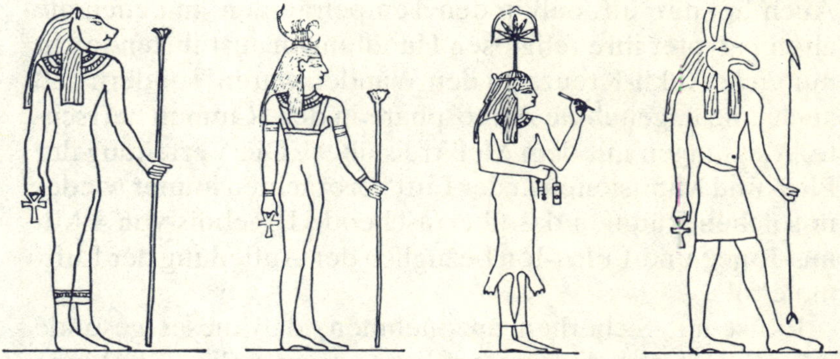

Sechmet *Selkis* *Seschât* *Seth*

Unsere Tempelführer waren diplomierte ägyptische Archäologen, die uns die folgenden verschiedenen Erklärungen für die Darstellungen des Ankh-Kreuzes gaben:

1) Dieses Kreuz symbolisierte das zukünftige Leben und seine drei Eigenschaften: Frieden, Glück und Zufriedenheit.

2) Das Ankh-Kreuz symbolisierte mit seinem oberen runden Teil das Nildelta, also Unterägypten, und mit dem unteren geraden Teil den Nil in Oberägypten, während der waagrechte Balken die Mitte, d.h. die Vereinigung des ägyptischen Reiches, darstellt.

3) Eine andere Version war die, daß der obere runde Teil das Weibliche, der untere Teil das Männliche und die Mitte die Vereinigung darstellen sollte.

Doch all diese Erklärungen konnten mich nicht so recht überzeugen, da mir bekannt war, daß diese geometrische Figur des Ankh-Kreuzes nachweislich über dem oberen Kreis eine minus-polige feinstoffliche Strahlung abgibt.

Meine Messungen mit dem Bio-Radiometer an den Reliefs bestätigten diese Tatsache ebenfalls. Die Nachprüfung mit dem Meßkreis „Bovis-Meter" ergab in allen Fällen eine Strahlungsintensität von gut 9000 Bovis-Einheiten (BE). Auch fiel mir auf, daß in den Tempelräumen, in denen die alten Ägypter ihre religiösen Handlungen ausführten, nicht nur viele Ankh-Kreuze an den Wänden waren, sondern daß auch eine angenehme Atmosphäre in den Räumen herrschte. Messungen mit dem Meßkreis über „Die Verteilung der Plus- und Minusionen in der Luft" erbrachten immer wieder in solchen Räumen das überraschende Ergebnis von 4 Minus-Ionen und 1 Plus-Ion bezüglich der Aufladung der Luftmoleküle.

Es ist mit Sicherheit anzunehmen, daß dieses gesunde Raumklima auf die feinstoffliche, minuspolige Strahlung der Ankh-Kreuze zurückzuführen ist. Diese Annahme kann mit dem später beschriebenen Experiment im eigenen Zimmer leicht nachgeprüft werden.

Die in den Tempelräumen postierten ägyptischen Tempelwächter hatten nach unseren Messungen durchweg eine energetische Vitalstrahlung zwischen 7000 und 8000 Bovis-Einheiten, was einer idealen Energiesituation entsprach. Teilnehmer unserer Gruppe lagen dagegen nur durchschnittlich bei 5000 BE. Aber nach längerem Aufenthalt in den Räumen oder durch kurzzeitiges Halten der Hände (ca. 1 bis 2 Min.) über eines der Ankh-Kreuze an den Wänden waren auch sie auf gut 7000 BE aufgeladen.

Das Gegenteil dieses Raumklimas erlebte ich in den Kammern der Pharaonengräber. Dort waren die Luftmoleküle nicht minus-polig, sondern leicht plus-polig aufgeladen, und die dort postierten ägyptischen Wächter hatten alle eine niedrigere energetische Vitalsituation von durchschnittlich nur 5000 bis 6000 BE.

Auch sind in diesen Räumen keine Ankh-Kreuze an den Wänden zu finden.

14.1 Welche Schlußfolgerungen sind aus diesen Feststellungen zu ziehen.

Die alten Ägypter, d.h. die Erbauer dieser Tempel, kannten die feinstoffliche, gesunde minuspolige Energiestrahlung des Ankh-Kreuzes, die mit unserer Vital- bzw. Lebensenergie identisch ist. Sie benutzten dieses Kreuz, um sich selbst Energie zuzuführen, indem sie – wie die Reliefbilder zeigen – das Kreuz mit dem runden Teil in den Händen hielten oder symbolisch den Gegenüber „anstrahlten".

In einer Vitrine des Kairoer Museums sind solche Ankh-Kreuze vermutlich als Grabbeigaben zu sehen.

Damit Sie sich selbst von dem beschriebenen Phänomen überzeugen können, prüfen Sie mit dem Radiometer über den Bildern mit den Ankh- Kreuzen die Strahlungsenergie mit der mentalen Frage: „Welche Energie strahlt hier ab?" Sie werden sehen, über dem oberen Kreis der Kreuze beginnt das Kugelkreuz des Radiometers auf- und abzuschwingen.

Und nun zum Schluß noch ein interessanter Vorschlag zu diesem „sonderbaren Ankh-Kreuz":

Fotokopieren Sie das auf Seite 92 gezeichnete Ankh-Kreuz einigemal und kleben es auf Karton zum Ausschneiden. Diese Kreuze (ca. 6 Stück) hängen Sie an den Wänden Ihres Zimmers auf. Sie werden überrascht sein, wenn Sie nun mit dem Meßkreis für die „Verteilung der Plus- und Minus-Ionen in der Luft – (Bild 20) – Ihre Zimmerluft messen. Sofern im Zimmer ein

Bild 26

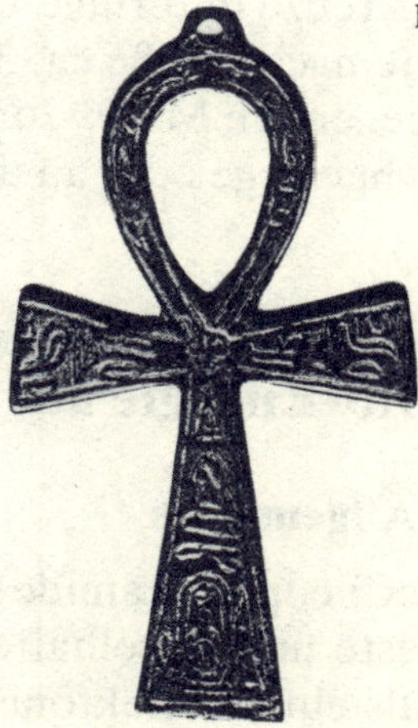

Bild 26 a

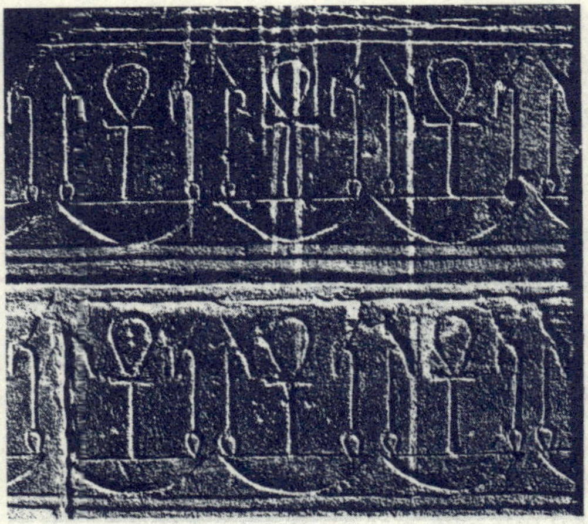

Bild 26 b

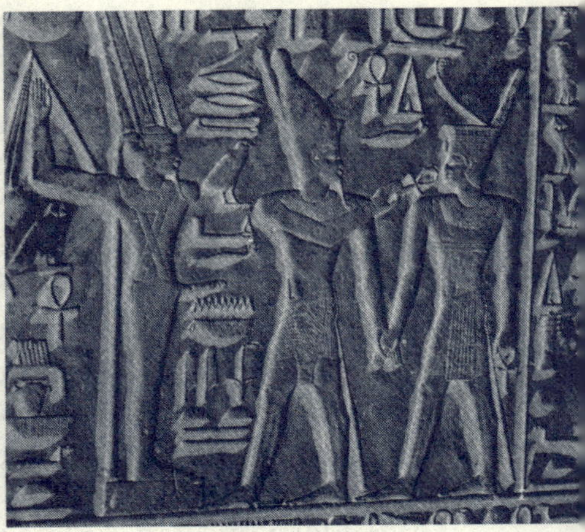

Ionenausgleicher angeschlossen ist, um die Plus-Aufladung durch die elektrischen Wechselschwingungen zu eliminieren, wird in diesem Zimmer eine ungewöhnliche Minuspolarisierung der Luft von ca. 4:1 entstehen.

Sollten Sie jemand kennen, der eine Reise nach Ägypten vor hat, so bitten Sie ihn, daß er Ihnen einige Messing-Ankh-Kreuze mitbringt, die dort überall angeboten werden (Preis je nach Größe ca. 3 bis 12 DM). Ein Raumklima mit überwiegenden Minus-Ionen entspricht in etwa dem Klima im Hochgebirge oder an der See.

15. Praktische Nutzung der kosmischen Bio-Energie aus der Pyramide

15.1. Allgemeines

Die Cheops-Pyramide in Ägypten ist bis heute das größte, älteste und rätselhafteste Bauwerk dieser Erde. Sie ist mehr als ein architektonisches Gebilde und vermutlich vor mehr als 12 000 Jahren erbaut worden. Jedoch soll in diesen

Ausführungen weder auf ihre Entstehung noch auf die mathematischen Zusammenhänge ihrer konstruktiven Maße eingegangen werden. Dies alles ist in einigen literarischen Werken eingehend nachzulesen.

In vielen Ländern beschäftigen sich immer noch Institute und auch Hobby-Forscher mit dem größten Geheimnis, das uns die Pyramide aufgibt, nämlich ihrer *kosmischen Energie-Konzentration.* Wie und warum wir nun diese Energiekonzentration für den menschlichen Organismus sinnvoll nutzen können, soll nachfolgend beschrieben werden.

Die Pyramide wirkt – vorausgesetzt, sie ist mit einer Basiskante in Nord-Südrichtung ausgerichtet – wie ein Energie-Generator, dessen Energie sowohl aus der Pyramidenspitze abstrahlt, als auch im untersten Drittel innerhalb der Pyramide besonders konzentriert festzustellen ist.

In vielen Forschungsreihen wurde nachgewiesen, wie z.B. die Haltbarkeit von Lebensmitteln, die man unter die Pyramide legt, verlängert werden kann, oder wie Heilprozesse dadurch erreicht wurden, wenn sich Versuchspersonen einige Zeit unter der Pyramide aufgehalten haben. Doch all diese in der Literatur beschriebenen Methoden zur Nutzung der Pyramidenenergie sind für einen praktischen Einsatz schlecht oder gar nicht geeignet.

Wer hat schon den Platz oder die Möglichkeit, sich ein größeres Pyramidenmodell zu bauen und irgendwo zu plazieren? Hier soll nun eine Methode beschrieben werden, die diese Nachteile vermeidet und sogar noch einige andere Vorteile bietet:

15.2. Nachweis und Wirkung der Pyramide

Ausgehend von der erwiesenen Tatsache, daß innerhalb eines Pyramidenmodells ein höheres konzentriertes Energiepotential herrscht als außerhalb, ergab sich die logische Folgerung, dieses *Energie- Gefälle* aus dem Pyramideninneren über ein Kabel nach außen zu leiten. Interessanterweise zeigte sich, daß die normalerweise an der Pyramidenspitze ausstrahlende kosmische Energie verschwindet, sobald die Ableitung über das Kabel nach außen erfolgt. Mit dem BRM oder Pendel läßt sich nachweisen, daß die in der Pyramide gesammelte, kosmische Energie am anderen Kabelende voll abgestrahlt wird. Dabei spielt die Länge des Kabels keine Rolle. Mit dem Meßkreis zur „Messung der Strahlungsintensität" (Abschnitt 13.3.1) nach „Bovis- Einheiten" läßt sich leicht kontrollieren, daß nun dieselbe Strahlungsintensität an dem Kabelende abstrahlt, wie sie auch vorher an der Pyramidenspitze zu messen war.

Ehe hier auf die vielen Möglichkeiten dieser Entwicklung und ihre Nutzung für den Menschen eingegangen werden soll, folgen zum besseren Verständnis noch einige erklärende Fakten zu diesem universellen *Energiegenerator* „Pyramide"

Stellt man das in Nord-Süd ausgerichtete Pyramidenmodell mit seinem über ein Kabel ausgeführten Abstrahler ca. 10 bis 20 cm vor ein Radiogerät mit Kurzwellenband, so erhalten wir mit dem dazwischen gehaltenen RM, Pendel oder Rayotest eine zwischen den beiden Geräten hin- und hergehende Bewegung. Daraus ist auf eine Beziehung zwischen den beiden abgestrahlten Schwingungen zu schließen – was man auch als „Resonanz" bezeichnet. Das Wichtigste und Interessanteste an dieser Beobachtung ist, daß diese Resonanz über die ganze Rundfunkskala festzustellen ist. Daraus ist zu schließen, daß die Pyramiden- energetische Strahlung eine INTERFERENZ-Strahlung ist. Mit anderen Worten: Die Pyramidenstrahlen bestehen aus der Überlagerung einer umfangreichen, universalen Skala von Frequenzen, die aus dem Kosmos zu uns kommen. Es ist bekannt, daß diese z.T. extrem kurzen und hochdurchdringlichen Wellen viel durchdringender sind, als die härtesten Röntgenstrahlen – ohne jedoch für den menschlichen Organismus schädlich zu sein.

Ein weiterer Versuch in derselben Art und Weise mit dem von der Firma Rayonex vertriebenen „Sanotron-Gerät“ bestätigt uns wiederum über die ganze mögliche Skala dieses Gerätes, daß die Pyramidenenergie eine Interferenzstrahlung ist, die die komplette Frequenzskala des Sanotrongerätes beinhaltet. Die Tatsache der Interferenzen, welche die Pyramidenstrahlung beinhaltet, ist für uns von ausschlaggebender Bedeutung: Wie aus mikroskopischen und morphologischen Forschungen bekannt ist, erzeugen die Zellen im menschlichen Organismus ebenfalls hochfrequente Schwingungen und senden somit Radiationen von äußerst kurzen Wellenlängen aus. Man bezeichnet sie auch als „zelluläre Schwingungen“. Dabei hat jede Zelle bzw. jedes Organ eine Eigenschwingung, deren Frequenz für ihre Art charakteristisch ist. Organe, die sehr schwache oder gar keine zellulären Schwingungen aussenden, sind auf dem Wege zu einer Krankheit, da sie kein energetisches Potential (Zellkapazität) mehr besitzen. Logischerweise ist daraus zu schließen, daß man danach trachten muß, die ursprüngliche, normale Zellschwingung zu aktivieren. Dies ist möglich, indem man auf die Zellen mittels geeigneter Strahlung eine direkte Wirkung ausübt. Hierzu ist die *Pyramidenenergie* ideal geeignet! Mit ihrer Hilfe erhalten wir alle notwendigen Frequenzen, die durch ihre hohen Schwingungsintensitäten eine Schwingungsharmonisierung hervorrufen. Oder anders ausgedrückt: Die Pyramide liefert uns Wellen mit Frequenzen, die mit denen der Zellschwingungen identisch sind und somit auf die Eigenschwingung der Zellen einen unterstützenden Einfluß haben.

15.3. Beschreibung der „Superstarken Orgon-Pyramide“

Die üblichen, auf dem Markt befindlichen Pyramidenmodelle erzeugen je nach Ausführung ein Energiefeld von rund 10000 bis 14000 Bovis- Einheiten (BE). Geht man davon aus, daß die Bioenergetische Vitalstrahlung des Menschen im Idealfall bei 7000 bis 8000 BE liegt, so ist der Potentialunterschied, d.h. das Energiegefälle gegenüber diesen Pyramiden nicht sonderlich groß. Soll diese Pyramidenenergie aber zur Steigerung oder Unterstützung der menschlichen Zellfrequenz eingesetzt werden, so ist das oben angesprochene Reizpotential der normalen, üblichen Pyramiden etwas schwach, was mit *längerer Einstrahldauer* ausgeglichen werden muß. Dasselbe trifft auch zu für Lebensmittel und dergleichen.

Aus solchen Erwägungen heraus wurde von dem Verfasser die sogenannte „Superstarke Orgon-Pyramide" entwikkelt. Dieses Modell liefert eine Strahlungsintensität von mindestens 30000 Bovis-Einheiten. Das ist rund das 3-fache eines normalen Pyramidenmodells.

Die Besonderheit dieser Entwicklung liegt darin, daß im untersten Drittel des maßstabgetreuen Cheopsmodelles ein Metall-Hohlkörper angebracht wurde, der außerdem nach dem Orgonprinzip aufgebaut ist. Dadurch entsteht die überstarke Strahlungskonzentration. Sie wird durch eine Metalleitung aufgefangen und durch die Pyramidenspitze nach außen geführt. Dort sitzt auf dieser Leitung eine schwenkbare Bananenstecker-Buchse zur Weiterleitung der Pyramidenenergie für allerlei Anwendungszwecke.

Bild 27

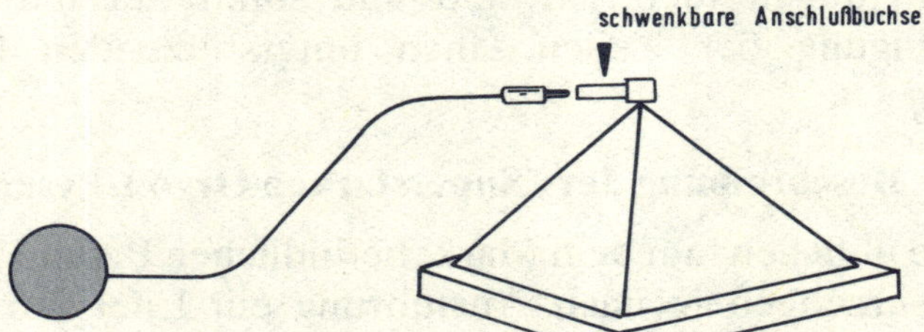

15.4 Praktische Nutzung der Pyramidenenergie

15.4.1 Zellaktivierung

Da in dem kosmischen Energiepotential der Pyramide alle Frequenzmuster einschließlich der kohärenten Strahlungsanteile unserer Organe bzw. Zellen enthalten sind, liegt nichts näher, als sie zur Aktivierung unserer Zell-Energie zu benutzen. Mit dem oben beschriebenen Modell ist das mit der schwenkbaren Anschluß-Buchse an der Pyramidenspitze recht einfach und bequem. Das ca. 90 cm lange Anschlußkabel hat am Ende eine runde Kontaktscheibe. Diese sogenannte Plattenelektrode legt man auf den „solar plexus" oder das „Meer der Energie". Während die Pyramide mit einer ihrer Basiskanten nach Nord-Süd ausgerichtet auf einem Tisch oder dergleichen steht, wirkt das Energiepotential von der Pyramide über das Kabel und die Kontaktplatte auf alle Körperzellen ein. Überall dort, wo in den Zellen ein Energie-Defizit und somit eine verminderte Zellstrahlung (Unterfunktion) besteht, werden diese aktiviert und auf ihr normales Maß angehoben. Gleichzeitig steigt auch die gesamte energetische Vitalenergie, was einfach mit Hilfe des Meßkreises Bild 18 oder mit einem EAP-Gerät nachgewiesen werden kann. Eine solche *Aufladung* benötigt bei dem oben beschriebenen „Orgon-Pyramidenmodell" nur 1 bis 2 Min. Da es sich bei der Pyramidenenergie um hochdurchdringliche kosmische Strahlen handelt, gehen sie ungehindert durch die Kleidung hindurch.

Astrophysiker haben festgestellt, daß kosmische Strahlen nach einer Durchdringung von 53 m Wasser oder 4 m Blei noch nachweisbar sind. Zwei französische Gelehrte, Alphonse Berget und A. Nodon haben vor einigen Jahren einige Zahlen für die Wellenlänge dieser ultrapenetranten kosmischen Strahlen angegeben. Der erste schätzt sie auf eine Länge von 10^{-12} mm und 10^{-15} mm. Der zweite gibt

10^{-60} mm an. Zahlen, die unserem Vorstellungsvermögen einige Schwierigkeiten bereiten.

Diese zelluläre Schwingungsaktivierung hält bei vorherigen Zellunterfunktionen je nach Konstitution ca 3 bis 5 Stunden an. Es ist also sinnvoll, solche kurze Einstrahlungen täglich konsequent 1- bis 2-mal durchzuführen. Diese Methode hat auch eine prophylaktische Wirkung. Es werden nämlich sowohl die Abwehrkräfte des Körpers mobilisiert, als auch die *Zellalterung* verzögert.

Interessant ist es auch, vor und nach der oben beschriebenen Einstrahlung die Plus- und Minus-Generalpunkte z.B. zwischen den Augen (Plus) und über dem Kinn (Minus) zu messen (siehe Abschnitt 5.3).

Durch die vielen elektrischen Einrichtungen in unseren Wohnungen und Arbeitsplätzen ist nahezu bei jedem Menschen ein sogenannter *Polaritätsausfall* festzustellen. Das heißt, entweder der Plus- oder der Minus-Generalpunkt zeigt keine energetische Eigenschaft. Die Folgen sind meistens Abgespanntheit, Kopfschmerzen, schlechter Schlaf usw. Dagegen zeigt die Messung dieser Punkte mit dem BRM nach der 1- bis 2-minutigen Einstrahlung der kosmischen Bio-Energie am solar plexus eine normale energetische und ausgeglichene Situation an allen Generalpunkten.

Es erscheint besonders notwendig, darauf hinzuweisen, daß die beschriebene Methode der Pyramidenaufladung in Krankheitsfällen zwar eine unterstützende Wirkung anbietet, aber eine ärztliche Behandlung nicht ersetzen kann.

Ergänzend zu diesen Ausführungen der Zellaktivierung sei hier noch die Meinung des bekannten russischen Forschers Georges Laskhovsky (1870–1942) über die Zelloszillation kurz zusammengefaßt: „Er sieht in der kosmischen Energie den Ausgangspunkt für das Geheimnis des Lebens. Er zog aus den Ergebnissen seiner Experimente den Schluß, daß eine Wechselwirkung zwischen den Strahlungen aus

Kosmos und Umwelt mit der biologischen Pulsation im Energiehaushalt des lebenden Körpers besteht, die sich als Resonanz mit den zellulären Schwingungen nachweisen läßt. Der dabei stattfindene Energieaustausch unterliegt Schwingungsgesetzten, von denen das Wohlleben aller Zellen im biologischen Organismus abhängig ist."

Mit der Zellaktivierung ist jedoch die Nutzung der Pyramidenenergie nicht erschöpft. Auch bei Muskel- oder Rükkenschmerzen als Folgen übermäßiger Anstregung oder Erkältung kann die Bio-Energie der Pyramide eine gute Hilfe sein. In solchen Fällen wird die Kontaktplatte etwa 5 Minuten mehrmals am Tage auf die schmerzende Stelle gelegt. In den meisten Fällen tritt anschließend bereits nach etwa 30 Minuten eine spürbare Erleichterung ein. Die Erklärung für dieses Phänomen ist relativ einfach: Das Gewebe bei Muskelschmerzen oder Muskelkater ist stark pluspolig (rechtsdrehend). Dagegen ist das Reizpotential der Pyramide minuspolig (linksdrehend), so daß sich beides gegenseitig neutralisieren kann.

Die in der Pyramide aufgefangene und nach außen abgeleitete kosmische Bio-Energie kann aber auch benutzt werden, um die verschiedenen Körperorgane über die Akupunkturpunkte an den Fingern und Zehen im einzelnen direkt aufzuladen (siehe Bild 4). Diese Methode wird ja bekanntlich auch mit elektronischen Geräten (Perseus-Waldemar, BFD, Pitterling usw.) angewandt. Der Vergleich zu diesen Geräten zeigt jedoch, daß die eingestrahlte Pyramidenenergie ungleich natürlicher und gesünder ist, als die künstlich erzeugten Nadelimpulse der elektronischen Geräte.

Diese Behauptung kann mit dem BRM leicht nachgewiesen werden, indem wir die aktive Elektrode eines EAP-Gerätes – genau wie beim Medikamententest – gegenüber unserem Körper abfragen: „Ist diese Strahlung gut für unseren Organismus?" Das BRM wird mit einem klaren „Nein" antworten. Im Gegensatz dazu werden wir bei diesem Test mit der Pyramide eine „Ja"-Reaktion von dem BRM erhalten.

Um nun die Organe im einzelnen über die speziellen Akupunkturpunkte direkt aufzuladen, wird die Kontaktplatte jeweils ca. 1 Minute auf die entsprechenden Akupunkturpunkte aufgesetzt. Dasselbe kann auch mit einer Rollelektrode angewandt werden. Schon nach ca. 1 Min. ist festzustellen, daß die ursprüngliche Unterfunktion des betreffenden Organes auf ein normales Maß verbessert wurde. Da bei einer solchen wiederholten Anwendung über einen längeren Zeitraum die eingestrahlte kosmische Bioenergie aus der Pyramide gesundheitsfördernd wirkt, ist daraus zu schließen, daß die von der Pyramide erzeugten Energieschwingungen das Resonanzniveau der Zellen, des Gewebes oder der Organe auf eine optimale Funktionshöhe anheben bzw. energetisch unterstützen. Das bedeutet, daß Zellreaktionsstarren und insbesondere Potentialresonanz-Blockaden beseitigt werden.

15.4.2 Nutzung der kosmischen Pyramidenstrahlung als Trägerfrequenz für andere Frequenzmuster.

Zahlreiche praktische Versuche haben gezeigt, daß es ohne weiteres möglich ist, die kosmischen Schwingungen der Pyramide als sogenannte Trägerfrequenz für andere spezielle Frequenzmuster zu benutzen. Unter letzteren sind Schwingungen, d.h. Frequenzen gemeint, die z.B. von Heilkräutern oder anderen Mitteln ausgestrahlt werden.

Zur Durchführung dieser Methode wird in die schwenkbare Steckbuchse an der Pyramidenspitze eine Hohlpatrone eingesetzt. In das Innere kommt die gewünschte Substanz, deren Frequenzmuster bzw. dessen Strahlung von der Trägerfrequenz der Pyramide weiter transportiert werden soll. In das freie Ende der Patrone steckt man das Kabel mit der Kontaktplatte oder ein Abtastkabel (siehe Bild 28).

Bild 28

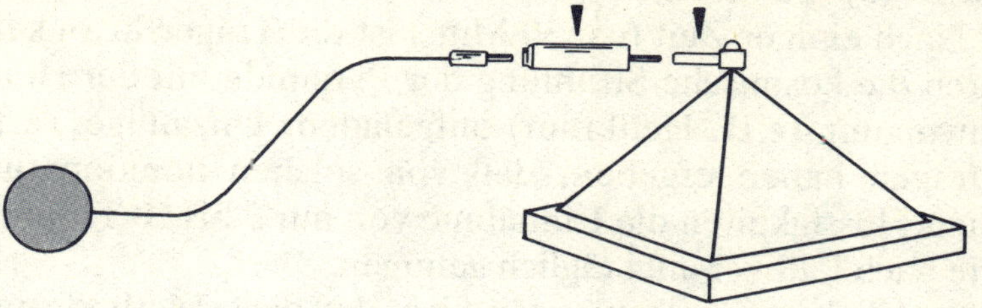

Indem nun die Pyramiden-Schwingungen durch die Patrone über das Kabel zur Kontaktplatte fließen, überlagern sie sich mit den Frequenzen der in der Patrone befindlichen Substanz. Diese so kombinierte Pyramiden-Substanz-Strahlung kann nun über spezielle Akupunkturpunkte oder direkt an der Körperstelle eines bestimmten Organes eingestrahlt werden. Bereits nach 1 bis 2 Minuten zeigt der Beziehungstest mit dem BRM oder Pendel im Gegensatz zu vorher eine Ablehnung. Das bedeutet, daß eine sogenannte Saturierung (Sättigung) eingetreten ist. Eine solche Einstrahlung ist aufgrund vorheriger Abfragung mit dem BRM öfters zu wiederholen, bis der Beziehungstest bereits vor der Einstrahlung eine Ablehnung zeigt. Letzteres würde bedeuten, daß der Körper bzw. das betreffende Organ diese Aktivierungshilfe nicht mehr benötigt.

Da man gegebenenfalls auf Reisen oder bei der Arbeit nicht immer ein Pyramidenmodell dabei haben kann, besteht auch die Möglichkeit, das notwendige Schwingungsmuster der jeweiligen Heilinformation in eine Trägerflüssigkeit einzustrahlen und somit zu speichern. Hierzu benutzt man eine kleine Flasche mit leicht alkoholisiertem (ca. 10 %) Wasser und stellt sie einfach auf die Kontaktplatte. Nach einiger Zeit (ca. 30 Min.) ist die Trägerflüssigkeit durch die kosmische Strahlung der Pyramide mit der Heilschwingung (z.B. Heilkraut) aufgeladen. Unzählige Testabfragen haben ergeben, daß von solchen homöopathischen Flüssigkeiten die Einnahme von nur 3 bis 10 Tropfen – je nach Fall – 3-mal täglich genügen.

Natürlich ist es selbstverständlich, daß diese Methode nur von medizinisch ausgebildetem Personal getestet und angewandt werden kann. Auf die oben geschilderte Art und Weise erhält man eine „Pyramiden- dynamisierte“ homöopathische Flüssigkeit.

Im Abschnitt 6 „Krebstest“ wurde bereits eingehend die Übereinstimmung der Krebsschwingungen zwischen den Krebsbeulen an Bäumen und kanzerösen Zellschwingungen beim Menschen beschrieben. Was liegt nun näher, als logisch zu folgern, daß auch in solchen Fällen das bekannte und bewährte Prinzip: „Ähnliches mit Ähnlichem vertreiben“ helfen könnte. Da aber zur Lösung des oben angesprochenen Problems intensive Versuche und Tests durch authorisierte Instanzen notwendig wären, soll hierauf nicht näher eingegangen werden.

Zusammenfassend sei festgestellt, daß es möglich ist, durch die oben beschriebenen Verfahren mit Hilfe der Pyramidenenergie solche Symptome, die sich noch im präklinischen Stadium befinden durch Imunstimulation rechtzeitig zu bekämpfen, wenn gleichzeitig eine ärztliche Behandlung durchgeführt wird. Aber die rechtzeitige Behandlung mit der Pyramidenmethode oder auch mit Medikamenten allein hilft nichts, wenn die Ursache der allmählich entstandenen Unterfunktion vorher diagnostisch nicht gesucht und beseitigt wird! Auch muß nochmals ausdrücklich darauf hingewiesen werden, daß die Pyramidenenergie, gleichwohl in welcher Form sie angewandt wird, *kein Mittel* ist, *das schlagartig Erfolg bringt*. So wie nur ein einmaliges Gießen einer Pflanze keinen Sinn und Erfolg hätte, so hilft auch die Bio-Energie der Pyramide nur bei regelmäßiger Anwendung. Man bedenke immer, daß es sich hier um eine sogenannte „ sanfte" feinstoffliche und natürliche Energiestrahlung handelt, die nicht jeder spüren kann und die auch nicht wie ein Blocker oder eine Morphiumspritze wirken kann und soll.

15.4.3 Das Pyramidion als Mittel zur Anreicherung der Luft mit Minus-Ionen

Mit Ionenzählern wird immer wieder in Gebäuden festgestellt, daß in der Luft die Verteilung der Plus- und Minusionen infolge der umfangreichen elektrischen Installationen, Geräte, Fernseher, Hochspannungsleitungen usw. total aus dem Gleichgewicht gebracht werden. Während in der Natur die Plus- und Minus-Ionen gleiche Anteile haben, betragen in unseren Wohnräumen oder Büros die Plus-Ionen oft das 3- bis 4-fache der Minus-Ionen. Es ist einleuchtend, daß ein solches übermäßiges Plus-Milieu im Laufe der Zeit körperliche Schäden verursacht.

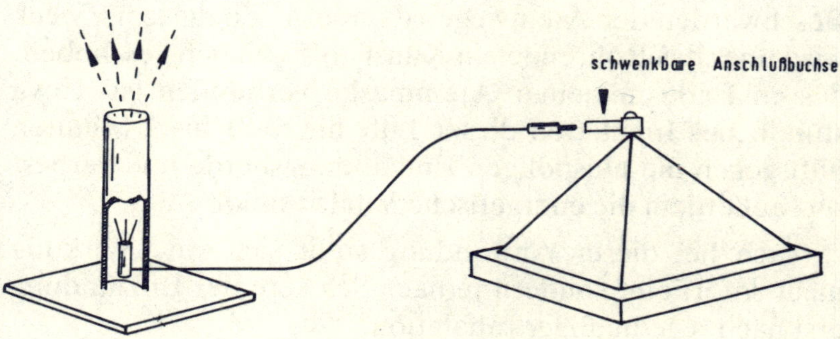

Bild 29

Das obige Bild zeigt eine einfache Anordnung der Orgon-Pyramide in Verbindung mit einem zusätzlichen Verstärkerrohr. Hier wird die Bio- energetische Pyramidenstrahlung über einen Strahler in ein aufrecht stehendes Rohr gestrahlt. Aufgrund des „Kamineffektes“ wird die Strahlung beschleunigt, so daß am oberen Ende des Rohres eine extreme minuspolige Abstrahlung entsteht. Mit der darüber gehaltenen Hand ist das leicht wahrnehmbar. Diese minuspolige Ausstrahlung wirkt wie ein Minusgenerator, indem er die Raumluft mit Minusionen anreichert. Die Wirkung wird noch gesteigert, wenn in dem Raum außerdem noch ein Ionenausgleicher (Ionenkiller) installiert ist, der das Ionenverhältnis der Luft ins Gleichgewicht bringt. In einem solchen Klima fühlt sich der Mensch wohl, denn es entspricht in etwa den Luftverhältnissen im Hochgebirge oder an der See.

Wegen dieser Minusionen-Produktion wurde die o.a. Anordnung als *Pyramidion* bezeichnet.

15.4.4 Das Pyramidion als Hilfe für die Atemwege

Die minuspolige Bio-Energiestrahlung des Pyramidion kann auch als hilfreiche Einrichtung benutzt werden, um Beschwerden der Atemwege zu lindern. Zu diesem Zweck wird über das Rohrende ein Kunststoffschlauch geschoben, dessen Ende mit einer Atemmaske verbunden ist. Etwa stündliches Inhalieren dieser Luft für ca. 1 bis 2 Minuten hilft gegen die pluspoligen Entzündungsherde und verbessert außerdem die energetische Vitalsituation

Auch bei dieser Anwendung stellt sich eine Wirkung nicht sofort ein, sondern je nach Schwere der Entzündung erst nach regelmäßiger Inhalation.

15.4.5 Farbtherapie mit Pyramiden

Die Farbtherapie wird bereits in vielen Praxen mit Erfolg angewandt. Auch bei ihr handelt es sich um feinstoffliche, spezielle Frequenzmuster, die eine therapeutische Wirkung auslösen. Hierüber gibt es bereits viel Literatur und ebenso viele Arten von Geräten: Angefangen mit den teuren Geräten, die je nach Bedarf die verschiedenen Farbfrequenzen elektronisch erzeugen, bis zu den Lampen mit auswechselbaren Farbfiltern. Auch Peter Mandel beschreibt in seinem Buch „40 neue Therapien mit der Farbpunktur" ein handliches Gerät auf der Grundlage einer Taschenlampe mit aufsetzbaren Farbpyramiden. Doch all diese Angebote ergeben kein sehr großes und auch kein natürliches Strahlungspotential. Versuche mit Pyramidenmodellen aus farbigem Acrylglas haben dagegen mit ihrer natürlichen und hohen Strahlungsintensität besonders gute Wirkungen insbesondere bei der Farbakupunktur ergeben. Zu diesem Zweck wurde ein universelles Pyramidentableau entwickelt, das sich sehr gut bewährt hat:

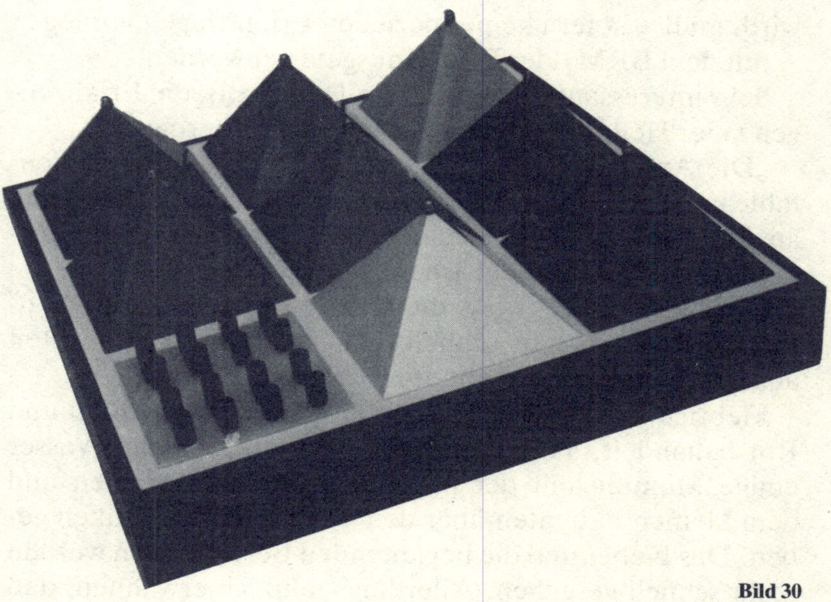

Bild 30

Auf einem Grundbrett von ca 40 x 40 cm sind 7 regenbogenfarbige Pyramidenmodelle angebracht. Sie sind aus Acrylglas hergestellt und liefern aufgrund der besonderen inneren Energie-Sammelleitung eine Strahlungsintensität von rund 25000 Boviseinheiten. Die Energien werden jeweils in 7 Bananensteckbuchsen geleitet. So ist es möglich, je nach Bedarf die 7 verschiedenen Farbfrequenzen an den Buchsen mit einem Einstrahlkabel abzugreifen. Die 7 Steckbuchsen sind jeweils doppelt vorhanden, so daß auch jede Mischfarbe durch Zuschaltungen hergestellt werden kann. Die Einstrahlung der Farbfrequenzen z.B. in die Ohr-Aku-Punkte erfolgt über eine Strahlspitze am Kabelende und benötigt höchstens 30 sec je Punkt. Natürlich muß das Tableau mit einer Seitenkante in Nord-Süd-Richtung ausgerichtet sein. Diese Einstrahlungen der Farbfrequenzen kann auch direkt auf Organe oder in homöopathische Mittel oder Trägerflüssigkeiten erfolgen. Welches Farbmuster in solchen Fällen vom Organismus benötigt wird, muß – sofern keine speziellen Erfahrungen vorliegen – mit dem BRM oder Pendel ausgetestet werden.

Sehr interessant sind zu diesem Thema z.B. die Erfahrungen einer Heilpraktikerin aus Pfaffing in Oberbayern:

„Die Anwendung der Farbtherapie mit dem Pyramidentableau ist fester Bestandteil meiner täglichen Behandlung an Patienten, wobei ich nach den Grundlagen der Farbpunktur nach P. Mandel arbeite.

Bei Kindern z.B. wirkt die farbige Bestrahlung an Akupunkturpunkten sehr schnell und hat den großen Vorteil absolut schmerzlos zu sein, im Gegensatz zu Nadeln.

Fiebrige Infekte z.B. werden abwechselnd mit Blau und Rot behandelt, außerdem kann man eine Flasche Wasser einige Minuten mit der passenden Farbe bestrahlen und dem kleinen Patienten über den Tag verteilt zu trinken geben. Das Fieber und die begleitenden Beschwerden werden recht schnell vergehen. Allerdings muß ich erwähnen, daß ich die Farbauswahl immer mit dem BRM überprüfe, denn es ist auch von der Gesamtkonstitution der Tageszeit und dem Gemütszustand abhängig, welche Farbe dem kranken Menschen gut tut.

Akute Erkrankungen, z.B. Kopfschmerzen, Grippe, Neuralgien, Entzündungen etc., werden täglich behandelt über einen Zeitraum von 1–2 Wochen. Bei chronischen Geschehen wie Rheuma, Ekzemen, Depressionen etc. ist es vorteilhafter 2–3 mal in der Woche über einen längeren Zeitraum zu bestrahlen.

Sehr schöne Erfolge bringt die Farbbestrahlung auch bei Dermatrosen, z.B. Akne (vorwiegend rot), auch Neurodermitis kann so behandelt werden, wobei die Farbpunktur hier eine von mehreren Maßnahmen darstellt.

Besonders eindrucksvoll hat die Farbtherapie einer an Multiple-Sklerose erkrankten Frau geholfen, die unter einschießenden Spastiken der linken Körperseite litt. Mit der Gehirnharmonisierung I und II nach Peter Mandel spürte sie schnelle Erleichterung und nach 3-wöchiger Bestrahlung starke Besserung der Beschwerden. Natürlich hat auch das große Energiepotential der Pyramide, über welche die Farbe abgestrahlt wird, zu dieser Besserung beigetragen.

Auch die sogenannten vegetativen Dystonien, also streßgeplagte und überforderte Patienten, empfinden eine sofort wohltuende Entspannung nach der Farbpunktur.

Diese sanfte Ganzkörpertherapie ist aus meiner täglichen Praxisarbeit nicht wegzudenken."

15.4.6 Bestrahlung von Nahrungsmitteln durch Pyramide und Orgonplatte

Es ist allgemein bekannt, daß Nahrungsmittel u.ä. eine energetische Aufladung erhalten, wenn sie unter eine Pyramide gelegt werden. Aus Platzgründen ist diese Methode jedoch nicht allzu praktisch. Bei einem Pyramidenmodell mit nach außen abgeleiteter Bio-Energie kann das sehr viel besser durchgeführt werden, indem man in die schwenkbare Buchse an der Pyramidenspitze einen kurzen Abstrahler steckt und die Lebensmittel davorstellt. Aufgrund der sehr hochdurchdringlichen Pyramidenstrahlung können uneingeschränkt viele Nahrungsmittel innerhalb des Strahlenbereiches abgestellt werden.

Durch das Behandeln mit Insektiziden, Pestiziden und die übermäßige Verwendung von Kunstdünger in der Land-, Gemüse- und Obstwirtschaft enthalten alle so erzeugten Nahrungsmittel organschädlische Giftstrahlen. Viele Versuche und Messungen haben gezeigt, daß diese schädlichen Strahlungen durch Bestrahlen mit der kosmischen Bio-Energie aus der Pyramide eliminiert werden. Dasselbe geschieht auch mit der immer noch in allen – auch bei biologisch erzeugten – Lebensmitteln vorhandenen *radioaktiven* Strahlung. Betroffen sind hiervon sowohl die Milch als auch Brot, Fleisch, Wurst, Gemüse, Obst usw. Meine Messungen der Luft und bei Lebensmitteln bezüglich radioaktiver Strahlung ergeben immer noch das 8- bis 10-fache des Normalwertes.

Mit dem Pendel oder der Einhandrute (Bio-Radiometer, Bio-Tensor usw.) lassen sich diese Eigenschaften vor und nach der Bestrahlung einwandfrei nachweisen. Die Bestrahlung von Lebensmitteln soll ca. 30 Minuten betragen. Längere Bestrahlungszeiten schaden nicht!

Eine ideale Lösung für das obige Problem ist jedoch die gemeinsame Benutzung einer Orgonplatte mit der Pyramide.

Die Orgonplatte ist nach den Erkenntnissen des bekannten Dr. Wilhelm Reich aufgebaut. Er bezeichnete die von diesem System erzeugten Abstrahlungen mit „ORGON-ENERGIE", deren Verursachung in der kosmischen Energiestrahlung zu suchen ist. Personen, die einigermaßen sensitiv sind, können diese Abstrahlung über der Platte mit den flachen Händen fühlen.

Verbindet man nun die Orgonplatte durch ein Kabel mit einem Pyramidenmodell, so entsteht dadurch eine verstärkte und ideale Abstrahlung über der Platte. Alle Nahrungsmittel sowie Kaffeewasser, Getränke aller Art oder auch kosmetische Artikel können auf der Platte abgelegt und aufgeladen werden.

Beispiel: Leitungswasser, das eine „leichte Giftstrahlung" von Stufe 7 (Bild 22) auf dem Meßkreis ergab, zeigte nach ca. 30 Minuten Behandlung auf der Pyramiden-gekoppelten Orgonplatte eine „gesunde Strahlung" der Stufe 2!

Manche Leser werden jetzt denken: „Das hört sich alles ganz gut an. Aber wo ist der Beweiß, daß die Pyramiden- bzw. Orgonstrahlung das sogenannte „tote" Wasser oder Gemüse wieder in einen für den Menschen brauchbaren Zustand bringt?" Wer aber einigermaßen mit dem Bio-Radiometer oder Pendel umgehen kann, ist ohne weiteres in der Lage, all diese Feststellungen nachzuprüfen. Für solche, die das nicht können, die aber die nützliche Wirkung der Pyramide und der Orgonplatte zugunsten ihrer Gesundheit auch nutzen möchten, sei auch für sie als auch für die ewigen Skeptiker noch der nachfolgende Beweis angebracht:

Die *Kirlianfotografie*

Mit dieser Methode ist es möglich, über ein Hochspannungswechselfeld das Bio-energetische Strahlungsfeld eines Objektes fotografisch sichtbar zu machen. Da bekanntlich insbesondere pflanzliche Nahrungsmittel eine feinstoffliche Bio-Strahlung (Aura) aussenden, wurde für die nachstehend gezeigten Aufnahmen in einem Supermarkt ein Poree und ein Blumenkohl – französicher Herkunft – eingekauft.

Das Ziel war, die feinstoffliche Strahlung dieser Nahrungsmittel vor und nach einer Behandlung auf einer Orgonplatte, die mit einer Pyramide verbunden ist, mit Hilfe der Kirlianfotografie sichtbar zu machen. Zu diesem Zweck wurde der Poree am Stengel quer durchgeschnitten und ebenso ein Blumenkohlröschen. Beide wurden nach der ersten Foto-Aufnahme 15 Minuten lang auf die Orgonplatte mit Pyramide gelegt.

KIRLIAN-FOTOGRAFIE

Querschnitt durch einen Porre-Stengel

Bild 31 a

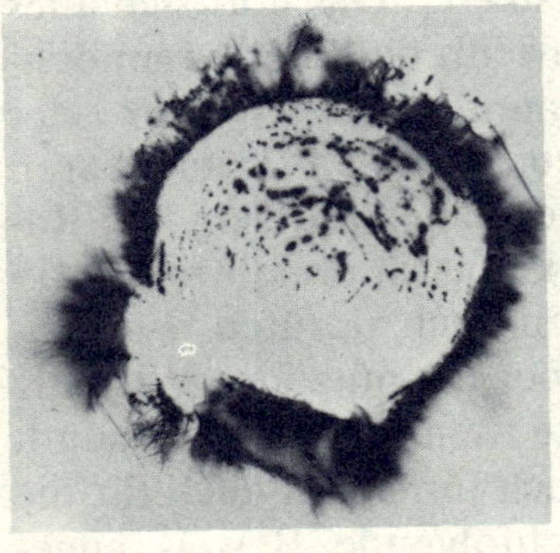

Vor einer Behandlung

Bild 31 b

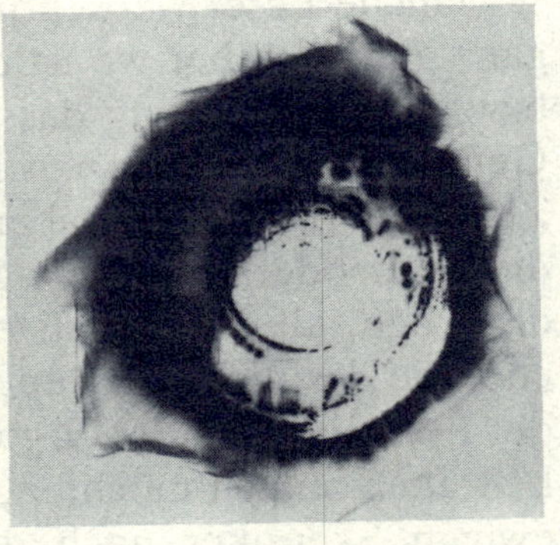

Nach 10-minütiger Behandlung auf der Orgonplatte mit Pyramide

Die stark dunkel getönten Flächen in den Abbildungen 31 b und 32 b zeigen, daß nach der Behandlung die Objekte eine sehr intensivere Bio- energetische Strahlung besitzen, als vorher. Damit ist der eindeutige Beweis geliefert, daß das hohe kosmische Strahlungspotential der Orgonplatte und der Pyramide die Lebensmittel wieder in eine energiereiche ungiftige Kost aufbauen kann.

Was man allerdings aus diesen Fotoaufnahmen nicht ersehen kann, ist das Eliminieren bzw. Verschwinden der vor

Teil eines Blumenkohls

Bild 32 a

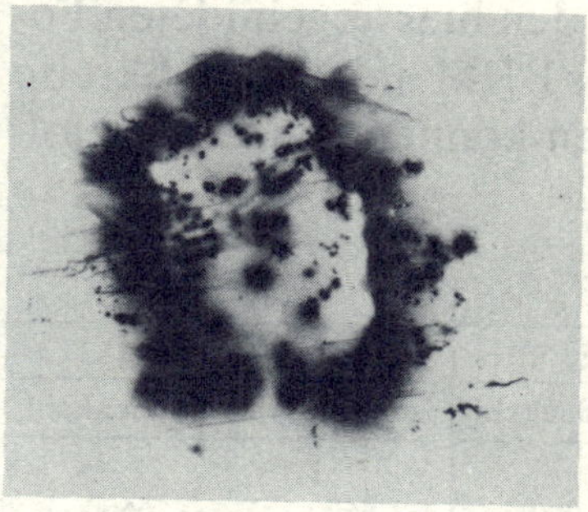

Vor einer Behandlung

Bild 32 b

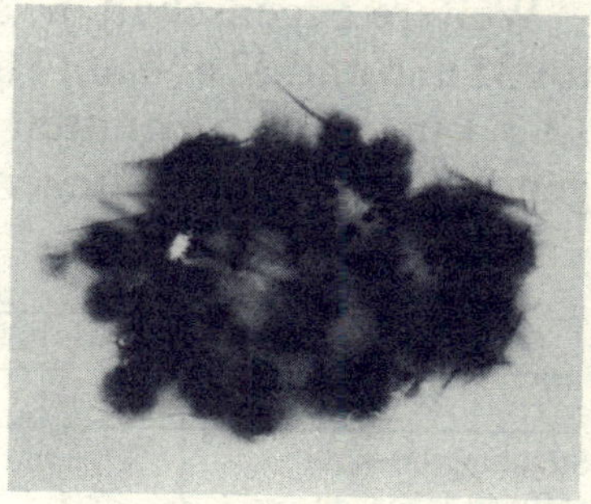

Nach 10-minütiger Behandlung auf der Orgonplatte mit Pyramide

her vorhandenen leichten Giftstrahlung, die auf Kunstdüngung oder Insektiziden zurückzuführen ist.

Einem passionierten Bio-Hobbygärtner ist es kaum möglich, ohne Kunstdünger und Spritzmittel solchen riesigen und makellosen Poree oder Blumenkohl hervorzubringen. Die dadurch im Gemüse enthaltene ungesunde, leicht giftige Strahlung kann aber mit den in Abschnitt 13 beschriebenen Meßkreisen an den hier gezeigten Abbildungen leicht nachgewiesen werden:

Die Prüfung der Polarität an den Bildern ergibt bei den unbehandelten Objekten eine plus-polige und nach der Behandlung eine minus-polige Strahlung. Schon diese Tatsache gibt uns eine Auskunft dahingehend, daß letzteres eine gesunde Strahlung ist.

Nun handelt es sich bei dieser Qualitätsverbesserung aber keineswegs um Zauberei, sondern um einen physikalisch erklärbaren Vorgang. Es passiert nämlich nichts anderes, als daß die sehr viel stärkere, minuspolige kosmische Energiestrahlung aus der Orgonplatte die sehr schwache, pluspolige (rechtsdrehend) und leicht giftige Strahlung aufhebt.

Weitere Eigenschaften, die an den hier abgebildeten Fotos 31 a, b und 32 a, b mit Hilfe des BRM und der Meßkreise 13.3.1 und 13.3.5 ermittelt werden können, sind in der folgenden Tabelle zusammgengestellt.

	vor Behandlung		nach Behandlung	
	Poree	Blumenkohl	Poree	Blumenkohl
Strahlungsintensiät in Bovis-Einheiten	500	1000	6500	6500
Strahlungsart Meßkreis Bild ?	Stufe 8	Stufe 7	Stufe 1	Stufe 1
	leicht giftig		gesunde Strahlung.	

Abschließend sei noch auf eine einfache und allgemein bekannte Prüfung bei solchen Nahrungsmitteln hingewiesen:

Der Verträglichkeitstest gemäß Abschnitt 4 vor und nach einer Orgonbehandlung.

16. Die Wirkung der Mikrowellen auf Nahrungsmittel

Neben vielen Schnellgaststätten werden immer mehr Haushalte mit Mikrowellen-Herden ausgestattet. Sie sind wahre Heinzelmännchen. In Minutenschnelle sind tiefgefrorene oder auch normale Nahrungsmittel gar gekocht und ersparen im Haushalt viel Zeit und Arbeit.

Doch wie in vielen anderen Fällen, so z. B. beim Auto, der Kernkraft, den chem. Reinigungsmitteln und v. a., hat auch die Mikrowellentechnik ihre Schattenseiten.

Bekanntlich hat jedes Nahrungsmittel – sofern es unter natürlichen Umständen – d. h. ohne künstliche Düngung und chem. Spritzmitteln aufgewachsen ist, eine *ultra-feinstoffliche Eigenstrahlung* (auch biologische Eigenschwingung genannt).

Mit dem Meßkreis für Strahlungsintensität (Bild 18) wurde z. B. an solch gesund aufgewachsenen Möhren und Rote Beeten eine biologische Eigenstrahlung von rd. *6000 (!)* Bovis-Einheiten gemessen. Das bedeutet, daß diese Nahrungsmittel eine feinstoffliche Lebensenergie beinhalten, die unser Körper für seine Vitalenergie dringend braucht.

Nachdem nun diese beiden gesunden Rüben 1 Minute im Mikrowellenherd gegart waren, war bei beiden nur noch eine Strahlungsintensität von etwa *800 bis 1000* BE feststellbar! Daraus ist zu entnehmen, daß durch die Mikrowellen-Bestrahlung die für unsere Gesundheit so wichtige biologische Energiestrahlung nahezu ausgelöscht wird. Man kann dies als *tote Nahrung* bezeichnen.

Sehr interessant sind auch die Messungen, die an auf dem Markt gekauften Kartoffeln gemacht wurden: Sie hatten im rohen Zustand *nur* eine Biostrahlung von *500* Bovis-Einheiten! Vermutlich waren sie mit Kunstdünger gedüngt und mit Spritzmitteln behandelt oder auch gegen Keimaustrieb gepudert worden, denn bei der Messung auf Giftstrahlung lagen sie bei der Gift-Stufe 8,3 im 3. Quadrant des Meßkreises (Bild 22)!

Ein besonders schlechtes Ergebnis brachte die Messung des Leitungswassers. Es hatte nur eine energetische Strahlung von 100 BE! und außerdem eine giftige Strahlung von 8,5 im Meßkreis!

Nachdem beide, die Kartoffeln und das Wasser 1 Minute im Mikrowellenherd behandelt waren, war bei den Kartoffeln die vorherige, geringe biologische Strahlung von 500 auf knapp 100 BE – und beim Wasser auf Null BE zurückgegangen. Auch hier ist eine *tote* Nahrung und *totes* Wasser das Ergebnis.

Aber auch ein kleiner Vorteil der Mikrowellen-Bestrahlung hat sich zur Überraschung noch herausgestellt: Die ursprüngliche Giftstrahlung war nämlich bei der Kartoffel von Stufe 8,3 auf 5,5 und beim Wasser von Stufe 8,5 auf Stufe 3 zurückgegangen.

Zusammenfassung:

Das Gesamtergebnis über die Aufbereitung von Nahrungsmitteln oder das Erhitzen von Wasser im Mikrowellenherd spricht allein bei diesen wenigen Beispielen nicht für die Anwendung der Mikrowelle. Wer überwiegend solche biologisch tote, energielos gemachte Nahrung zu sich nimmt, wird unvermeidlich im Laufe der Zeit seine Vitalenergie verlieren und damit anfällig gegen Krankheiten werden.

Doch verehrter Mikrowellen-Herd-Besitzer! Es gibt – Gott sei Dank – noch eine ganz einfache Methode, solch biologisch „totbewellte“ Nahrungsmittel wieder in einen biologisch brauchbaren Normalzustand zu bringen. Mit Hilfe der Natur – in diesem Falle mit der unbegrenzt zur Verfügung stehenden kosmischen Energiestrahlung lassen sich die schädlichen Auswirkungen der Mikrowelle wieder korrigieren. Das geschieht mit Hilfe einer Orgonplatte in Verbindung mit einem speziellen Pyramidenmodell. Die nachstehenden Meßergebnisse bestätigen in eindeutiger Weise diese Behauptung.

Die oben beschriebenen Nahrungsmittel wurden nach ihrem Garvorgang im Mikrowellenherd etwa 10 Minuten auf die mit einer Pyramide verbundene einfache Orgonplatte gelegt und anschließend mit dem Bio-Radiometer und den entsprechenden Meßkreisen nochmals ausgemessen. Und siehe da: Alle Nahrungsmittel, einschließlich dem erhitzten Wasser hatten eine energetische Strahlungsintensität zwischen 6000 und 6500 BE. Auch die vorher festgestellten Giftstrahlungen waren eliminiert. Das bedeutet, daß die Nahrungsmittel im Anschluß an die Mikrobewellung mit Hilfe der natürlichen Energie aus der Orgonplatte und der Pyramide wieder in einen biologischen energetischen Zustand zurückversetzt wurden.

Nachstehend nochmals eine Tabelle in der alle o. a. Meßwerte übersichtlich zusammengestellt sind:

		vor Behandlung	1 Min. Mikro	nach Orgonaufladung
Kartoffel:	Strahlung BE	500	100	6500
	Giftstrahlung	8,3	5,5	3
Rote Beete:	Strahlung BE	6000	1000	6300
	Giftstrahlung	0	0	0
Möhre:	Strahlung BE	6000	1000	6500
	Giftstrahlung	0	0	0
Wasser:	Strahlung BE	100	0	6000
	Giftstrahlung	8,5	0	0

Sehr interessant ist hinsichtlich der Orgonaufladung von Lebensmitteln der eingehende Forschungsbericht von Herrn Helfried Hermann. Seine Broschüre kann unter seiner Adresse: D-8998 Lindenberg, Postfach 1412 bezogen werden.

17. Schlußwort

Der Vollständigkeit halber sei zu den beschriebenen Verfahren erwähnt, daß es leider noch viele Menschen und insbesondere orthodoxe Wissenschaftler gibt, die diese Methoden nicht tolerieren, ja sie sogar bekämpfen. So wird z.B. die Homöopathie seit 200 Jahren, nachdem sie von Samuel Hahnemann begründet wurde, millionenfach in aller Welt mit Erfolg angewandt – aber nicht wissenschaftlich anerkannt! Würden sich die Gegner dieser Methode etwas mit den physikalichen Gesetzen der Schwingungs- und Resonanztechnik befassen, würden sie vielleicht manches besser begreifen, aber darüber steht leider nichts in den medizinichen Fachbüchern.

Ein gutes Beispiel, daß imaterielle Informationen durch bestimmte Frequenzmuster übertragen werden können, gibt uns bereits der Rundfunk und das Fernsehen. Auch hier werden, ähnlich wie z.B. bei den Heilkräutern, Informationen in Form von besonderen Frequenzmustern ausgestrahlt und in Geräten mit entsprechenden Schwingkreisen in Resonanz gebracht, so daß sie in Ton oder gar in ein Farbbild umgesetzt werden können.

Im Grundprinzip spielt sich dieselbe Erscheinung ab, zwischen der bioenergetischen Pyramidenenergie (auch Strahlung genannt) und den menschlichen Zellen. Auch der Beweis, daß man, wie in der Homöopathie, bestimmte Schwingungsmuster in Flüssigkeiten oder Milchzucker einstrahlen und speichern kann, dürfte wohl keine Neuigkeit mehr sein. Doch was heute noch angezweifelt wird, kann morgen schon als selbstverständlich gelten, vorausgesetzt, es wurde von anerkannten Wissenschaftlern neu entdeckt. So wurde z.B. 1988 in einigen Fachzeitschriften eine sensationelle Neuigkeit von einigen französischen Wissenschaftlern veröffentlicht. Sie haben die Wirksamkeit der Homöopathie untersucht, indem sie ein Serum, das auslösende Allergene gegen Blutzellen enthielt, mit Wasser verdünnten. Diese Verdünnung trieben sie so weit, daß sie über eine Verdünnung von 10 hoch minus 23 kamen. Und siehe da: Die Reaktion der Blutzellen war dieselbe wie vor der Verdünnung. Sie standen vor einem Rätsel, das Samuel Hahnemann bereits vor 200 Jahren gelöst hatte. Forscher aus anderen, auch ausländischen Instituten wiederholten die Versuche und kamen zu demselben Ergebnis. So wird sich auch die Schulmedizin und ihre etablierte Forschung sehr bald neu orientieren müssen.

Literatur-Empfehlungen

Hirschmann, Ferry:
Strahlen – Die gesunde Energie (Goldmann TB)

Mayer/Winkelbaur:
Biostrahlen – Der Mensch im Strahlungsfeld von Kosmos, Erde und Umwelt (Orac Verlag, Wien)

Laubach, Arthur:
Der Weg des Geistes (Knaur TB)

Toth,Max Nielsen,G.:
Pyramid Power (Goldmann TB)

Schul, Bill/ Ed. Pettit:
Die geheimnisvollen Kräfte der Pyramide (Heyne TB)

Tompkins, Peter:
Cheops (Knaur TB)

Lemesurier, Peter:
Geheimcode Cheops (Bauer Verlag, Freiburg)

Weilmünster, Rudi:
Praxis der Pyramidenenergie (Hannemann Verlag)

Keppeler, Manfred:
Die Glückspyramide (Maro Druck, Augsburg)

Grün, Willi H.:
Erdstrahlen – Unheimliche Kraft oder blühender Blödsinn? (Ullstein TB)

Merz, Blanche:
Orte der Kraft (Herold Verlag, Wien)

Oberbach, J.:
Feuer des Lebens. – Dein Bioplasma – die Wunderkraft des Menschen. (Grünwald Verlag)

Kirchner, Georg:
Pendel und Wünschelrute (Knaur TB)

Hürlimann, Gertrud:
Pendeln ist erlernbar, 2 Bde.
(M & T Verlag, Zürich)

Bachler, Käthe:
Der gute Platz (Veritas Verlag, Passau)

Graves, Tom:
Pendel und Wünschelrute – Radiästhesie
(Goldmann TB)

Jakob, Georg, Dr.:
Das medizinische Pendeln
(Turm Verlag, Bietigheim)

Freihold, Jürgen F.:
Der Orgonakkumulator
(Konstance Freihold Privat Verlag)

Hermann, Helfried:
Die Orgonaufladung von Lebensmitteln
(Privat Verlag) 8998 Lindenberg/Allg., Postf. 1412

Strzempa-Depré, Mich.:
Die Physik der Erleuchtung (Goldmann TB)

Mandel, Peter:
Praktisches Handbuch der Farbpunktur
(Energelik Verlag)

Eberheid, L., Prof.:
Heilkräfte der Farben
(Drei Eichen Verlag München)

Schiegel, H.:
Colortherapie (Bauer Verlag, Freiburg)

Wilsan, A.:
Farbtherapie (Scherz Verlag, Bern)

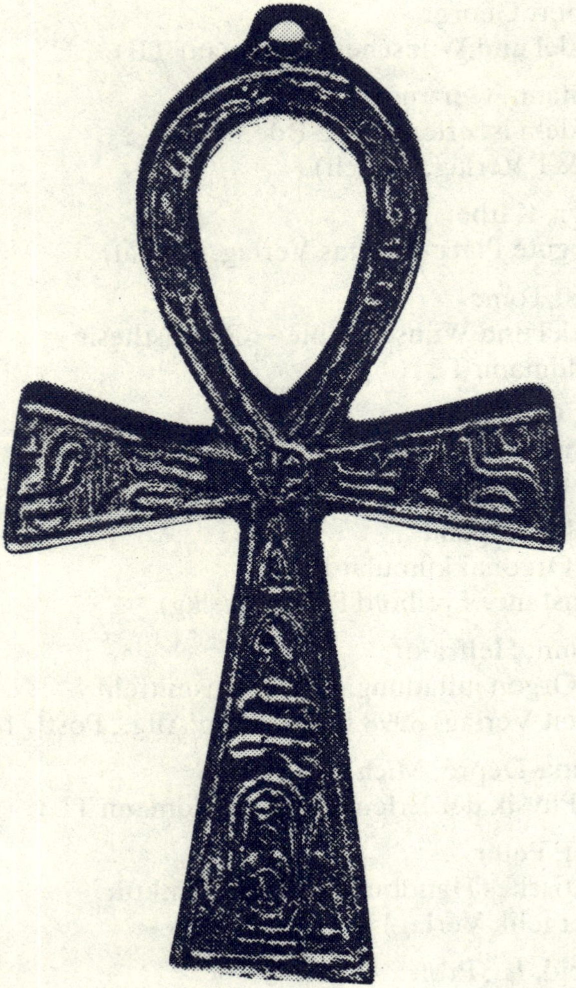

Bestellung der beschriebenene Artikel bei:

Stefan Huber
Gartenstraße 15 a
5451 Melsbach
Telefon: 0 26 34 / 23 97

Aus unserem Programm

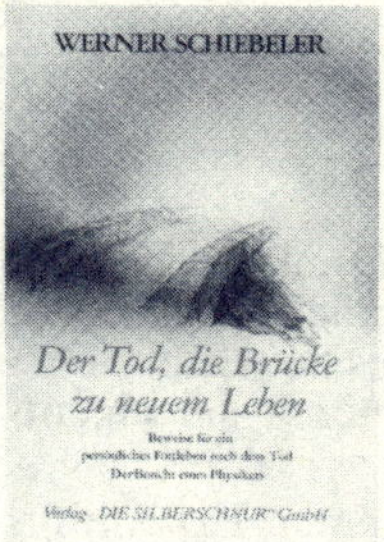

ISBN 3-923781-26-1
farbig broschiert
davon 16 Bildtafeln,
268 Seiten, DM 29,80

Werner Schiebeler

Der Tod, die Brücke zu neuem Leben

Nach jahrelanger Beschäftigung mit der Paraphysik beschreibt der weithin bekannte und noch lebende Physiker und Parapsychologe Prof. WERNER SCHIEBELER in diesem für Wahrheitssucher eminent wichtigen Buch die dokumentarisch gutbelegten Phänomene, welche unzweideutig auf ein Überleben des Menschen auf einer anderen Existenzebene schließen lassen.
Sicherlich dürfte es augenblicklich kein zweites Buch geben, das von den Sternstunden parapsychologischer Phänomene eindringlicher berichtete.

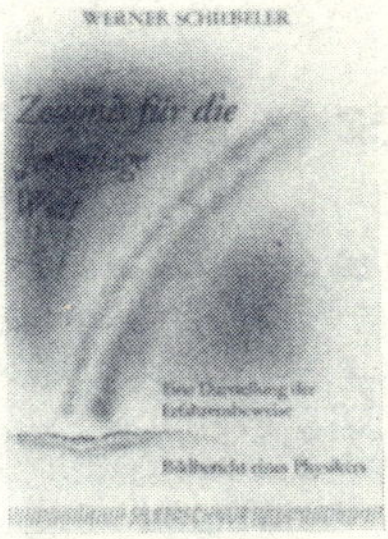

ISBN 3-923781-33-4
Farbig broschiert,
48 Bildtafeln,
344 Seiten,
DM 29,80

Werner Schiebeler

Zeugnisse für die jenseitige Welt

Wer sich für die parapsychologische Forschung und die erbrachten Beweise der namhaftesten Forscher auf dem Gebiet „Kommunikation mit dem Jenseits" interessiert, wird an diesem reichlich mit Bildern versehenen und für jeden verständlich geschriebenen Standardwerk nicht vorbeigehen wollen.

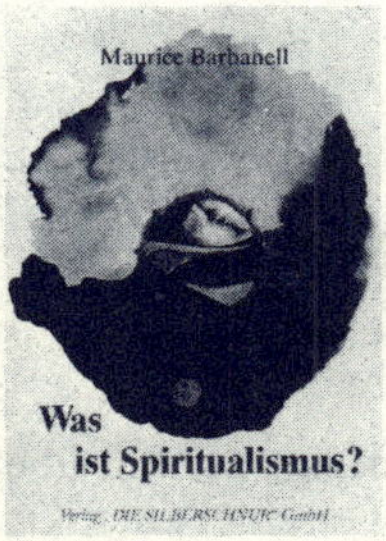

ISBN 3-923781-15-6
mehrfarbig broschiert
256 Seiten, DM 27,80

Maurice Barbanell

Was ist Spiritualismus?

– übersetzt von Rudolf Meldau –

Der Autor ist das Medium von „Silberbirke". Er war als Journalist und Verleger jahrzehntelang der Herausgeber von Psychic News und hat als solcher die besten Medien seiner Zeit kennenlernen dürfen. Dieses höchst aufschlußreiche Buch gehört zu den überzeugendsten Darstellungen der Tatsache, daß es ein Leben nach dem Tod nicht nur gibt, sondern daß unsere Verstorbenen aus dem Jenseits durch ihre Kommunikation mittels Medien tatsächlich ihre Identität beweisen können.

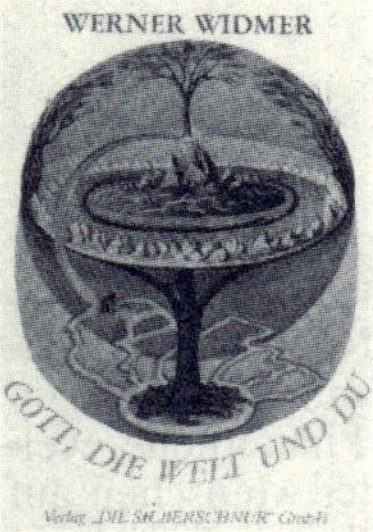

ISBN 3-923781-25-3
farbig broschiert
188 Seiten, DM 24,80

Werner Widmer

Gott, die Welt und Du

Dem Autor gelingt es, Licht ins Dunkel zwischen Diesseits und Jenseits zu bringen, indem er auf sehr verständliche Weise darlegt, wie alles Sein aus Geistenergie besteht, die sich zu Neutronen – der eigentlichen Urmaterie – verdichtet.

Zu dieser vielleicht epochemachenden Erkenntnis gibt der Autor dem Leser praktische Hinweise, wie er aufgrund einer neuen Denkweise positiv sein Leben umgestalten kann.

Ein erstaunliches Buch – voller neuer Perspektiven!

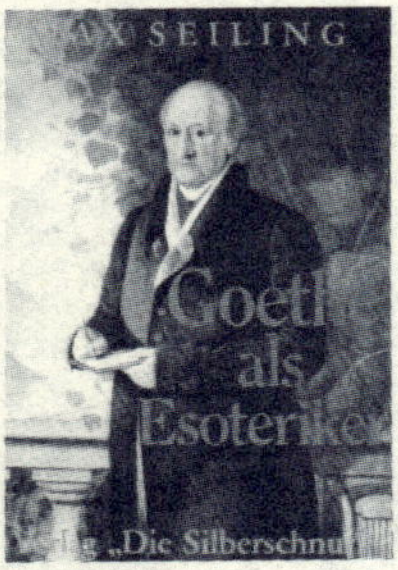

ISBN 3-923781-22-9
vierfarbig broschiert
mit zus. Goldschrift
154 Seiten, DM 22,80

Prof. Max Seiling

Goethe als Esoteriker

Viele der heutigen unzähligen „Esoteriker" werden erstaunt sein, in Goethe einen der ihren entdecken zu dürfen. Für den wirklich Wissenden war es indessen längst kein Geheimnis, daß Goethe – der Freimaurer und Mystiker – ein erfahrener Esoteriker und großer Eingeweihter in die Urgeheimnisse des Lebens war. Astrologie, Mesmerismus, mystische Meteorologie, Physiognomik, Alchimie, Träume, Somnambulismus, Radiästhesie, Reinkarnation (über Frau von Stein sagte er: „Wir waren einst Mann und Weib") und last not least sein unzweideutiger Geisterglaube („Die Geisterwelt ist nicht verschlossen") spielten in seinem Forschen und Dichten eine nicht zu übersehende Rolle.

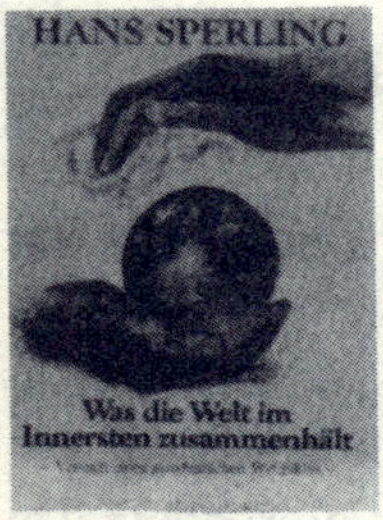

ISBN 3-923781-18-0
farbig broschiert,
124 Seiten, DM 17,80

Hans Sperling

Was die Welt im Innersten zusammenhält

– Versuch eines ganzheitlichen Weltbildes –

Der vielseitig gelehrte Dr. Hans Sperling, der mit über dreihundert Veröffentlichungen auf verschiedenen Gebieten hervorgetreten ist, schreibt am Ende seines Lebens ein Buch, in welchem er den Versuch unternimmt, die Erscheinungen dieses und des jenseitigen Lebens zu einem ganzheitlichen Weltbild zu verknüpfen.

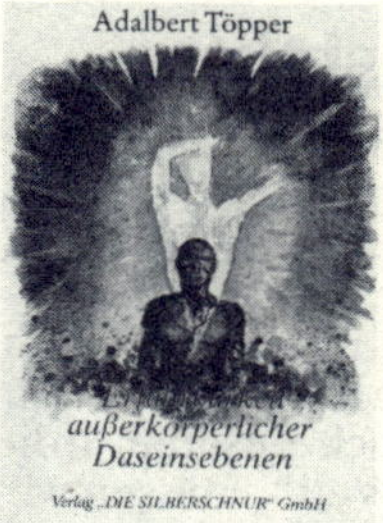

ISBN 3-923781-10-5
mehrfarbig broschiert
220 Seiten, DM 23,80

Adalbert Töpper

Die Erfahrbarkeit außerkörperlicher Daseinsebenen

In diesem Buch beschreibt der Autor seine Reisen, die er mit seinem Astralkörper durchführte. Seine Anleitungen dürften manch einen dazu ermutigen, ähnliche aufregende Versuche in neue Dimensionen unternehmen zu wollen.
Zum anderen berichtet der Verfasser über seine für ihn so offenbarungsvollen Erlebnisse mit englischen Medien.

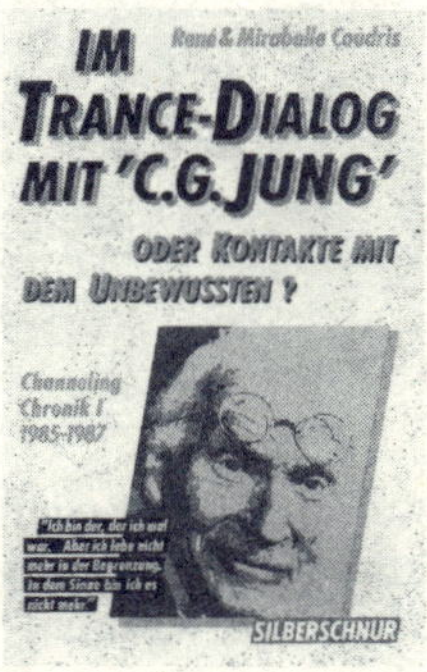

ISBN 3-923781-28-8
illustriert, broschiert,
188 Seiten, DM 24,80

Rene & Mirabelle Coudris

IM TRANCE-DIALOG MIT „C. G. JUNG"

ODER KONTAKTE MIT DEM UNBEWUSSTEN?

Durch das österreichische Channeling-Medium Mirabelle Coudris, bekannt durch den telepathischen Kontakt mit ihrem Ungeborenen („Ich kann sprechen", Goldmann-Taschenbuch), spricht eine geistige Wesenheit, die sich dazu bekennt, zuletzt als der große Kultur-Psychologe CARL GUSTAV JUNG gelebt zu haben. Ist er es wirklich? Für viele, die mit „ihm" – per Mira's bewußter (!) Tieftrance – direkt sprachen, steht das außer Frage. Auch Reporter von Presse, Funk und Fernsehen sind vom jenseitigen „JUNG" fasziniert, denn er weiß auf alle ihre Fragen tiefgründig zu antworten.
Die Themen des ersten Bandes reichen vom „Analytischen Denken" über „Traum und Wirklichkeit", den „Geheimnissen der Archetypen" bis hin zur „Psychischen Hormonfunktion" und der „Immunschwäche Aids".

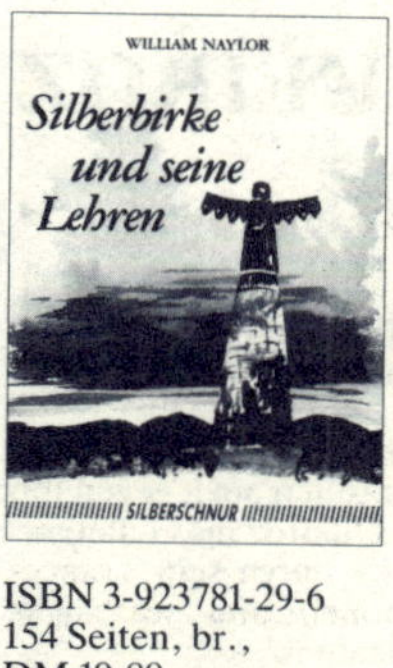

ISBN 3-923781-29-6
154 Seiten, br.,
DM 19,80
(erscheint März 1989)

William Naylor
in der Übersetzung von Rudolf Meldau

Silberbirke und seine Lehren

„SILBERBIRKE" ist wie „WHITE EAGLE" ein hoher Geistlehrer, der uns Menschen mit einfachen Worten Licht und Wahrheit schenken möchte, damit wir die Gesetze der Schöpfung und uns selbst erkennen mögen, um unser irdisches Leben tatkräftigst zu nutzen und im Verstehen und in der Liebe zu wachsen.